体の痛みが消える！ 不調が消える!!

がんばらない らくらくヨガ

神野百合子

清流出版

CONTENTS

CONTENTS

Prologue

理想のポーズは〝男性修行者〟用だった？

ヨガというのは難しいポーズをとるものだと、みなさん思っているのではないでしょうか。

古代インドで生まれたヨガ、とりわけ伝統的なハタヨガは、体と息をほぐすことで心の調整を図り、究極的な魂のやすらぎを求める修行方法でした。ところがみなさんがポーズと呼んでいる「アーサナ」は、その多くを男性修行者が伝承してきたため、女性が同じように行うのは無理なところもあるのです。まして体がかたいと感じていたり、四〇代、五〇代と年を重ねた方々は、体のことを考えれば修行ポーズをまねする必要はありません。

私は長く仕事と並行してモダンダンスやフラメンコといった舞踊に真剣に取り組んできたために体調を崩しましたが、二〇年ほど前にヨガと出合い、心身のバランスを取り戻すことができました。若いうちはダンスと同じように体のあちらこちらを限界まで引っ張り難しいポーズに近づこうとしていたのですが、更年期を迎えてがっくりと体調が悪くなり、一時は簡単な動きさえできなくなってしまったのです。それまで私が目指していた〝型へのこだわり〟はヨガの本質からずれていたとそのときに気づかされました。

呼吸の音楽に乗って歌うように

もちろん完成型に向かって体が自然と動いてゆくことが理想です。体もやわらかいほうが望ましいですが、それが絶対的な条件ではありません。

ヨガの大切なポイントは、まず現在の自分がもっている力を無理せず、塩梅よくいかすことです。例えば、車イスを利用している方が、首や顔の表情だけでポーズを表現するのもその方の立派な完成型といえると思います。理想型に〝自分のペース〟で迂回しながら近づけばよいのです。

そのためにはいま、自分の体がどうしたら気持ちよいのかを五感で感じることが大切です。これは、呼吸がラクな場所を見つけることと言い換えることもできます。自分の呼吸＝心拍数を感じ、それに合わせて歌ったり踊ったりするイメージで、気持ちがよいと感じる体の折り合い点を探してください。理想型のかたちをまねて無理するのではなく、呼吸がラクな位置でとどまっている。そこにたどり着ければ、一生涯ここにいてもかまわないと感じたり、眠ってしまいそうになるはずです。苦しかったら何かがおかしいのです。

まずは「極らくらく型」から

本書では、それぞれのポーズで「理想型」のほかに「らくらく型」、「極らくらく型」と、三種類をご紹介しています。意欲のあるみなさんは、つい理想型を目指しがちですが、痛みを感じながらも理想を追ってケガをする人もたくさんいるので、気をつけましょう。まずは気軽にこまめに、〝何より楽しく！〟極らくらく型にトライしてください。そのうち自然と自分の気持ちよい場所のレベルが理想型に近づいていくことに驚くはずです。

呼吸のタイミングは大事ですが、初めは息を詰まらせないことだけ気をつけ、自然に任せましょう。ポーズの回数、時間も無理のない気持ちよい範囲で。左右同じにポーズを行わなくてもかまいません。

体の声に耳を澄まし、心身を解放して元気でキレイになりましょう。

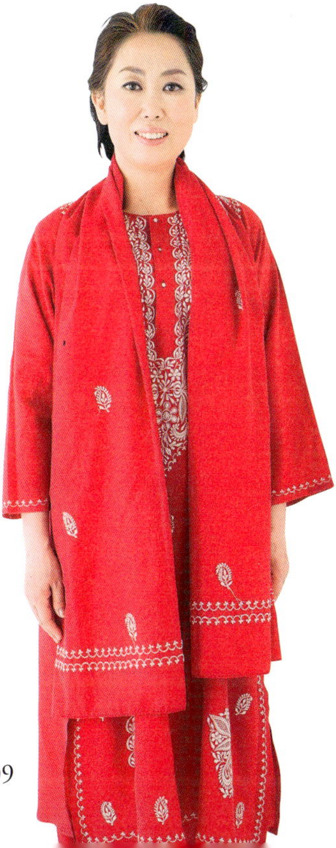

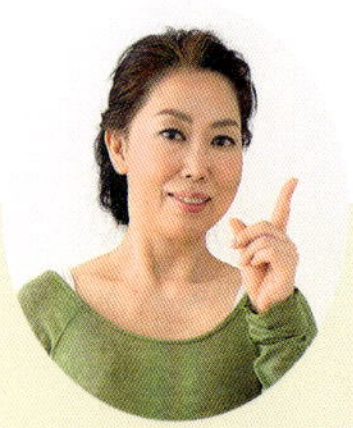

column

ヨガを始める前に

◆アーサナとはポーズのことです。

本書はインドの伝統的なヨガをやさしくしているので、ポーズをアーサナと呼んでいます。

◆まずは「極らくらく型」からスタート。

「極らくらく型」→「らくらく型」と進むと無理なく効果も上がります。

◆痛いのはNGです。ガマンしてやらないでください。

ヨガを始めようとする方が必ず口にするのが「私、体がかたいからダメなんです」。でも、ヨガはかたちをまねするのではなく「気持ちよかった」「なんかホッとした」などの感覚を味わうものです。

◆坐法がつらければ迷わずイスを使いましょう。

膝や腰の痛みで坐ることがつらい人はイスを使い、呼吸や上半身の脱力を楽しみましょう。

◆呼吸は自然にして、息を詰まらせないことが大切。

呼吸はとても大切ですが、動きながら呼吸に気を配るのは難しいところも。心がけていただきたいことを以下に記します。

●ヨガは原則、吸う吐くともに鼻呼吸ですが、息を吐く鼻呼吸は慣れていない方が多いと思うので口呼吸にしてもかまいません。

●呼吸がメインになるアーサナでは、説明部分に呼吸のタイミングを明記しました。

●動きが複雑で、さらに呼吸ポイントが必要なものはマークで明示。

息を吸う⇨ 吸う　息を吐く⇨ 吐く　自然に呼吸する⇨ 自然に

●息を吸う→吸気。息を吐く→呼気と表現している場合もあります。

◆適正な回数は人それぞれです。

必要に応じて各ページに記述していますが「何セットやらなければならない」という決まりはありません。やりたくなくなる時がやめ時です。無理せず体の自然にまかせましょう。

Lesson 1

ヨガをするための準備

Warming Up

ヨガの準備運動をサンスクリット語で
「パワンムクタ・アーサナ」と呼びます。
アーサナとはヨガで行なうポーズのこと。
パワンムクタは毒出しという意味なので、
デトックスポーズと思ってください。
準備運動なので地味ですが、
心と体がじんわりほぐれていきます。

ウォーミングアップ、スタート

パワンムクタ・アーサナはヨガの準備運動。かんたんだけど、びっくりするほど体がほぐれる

ここでご紹介する準備運動は、下半身つまり足裏から骨盤までが上手につながって心地よく動くように設計されています。

これを毎回全部しなければいけないのでしょうか？　いえいえ、それでは面倒でしょう。ただし、最初にご紹介する足指まわしだけは、アーサナをやる前に、わずかな時間でよいので毎回やってみてください。歯磨きや洗顔のように生活習慣になれば理想的です。

そのほかのメニューは、ご自分の好きなものを取り入れていただければＯＫ。必要な準備運動は、各アーサナごとに入れていますから、そのつど行うようにしてください。

- 回数はとくに指定していません。最初は2回でも3回でも、気持ちよく楽しくできるだけで十分です。がんばる必要はありません。
- 呼吸は自然に。息を止めないように気をつけてください。
- テレビを観ながらでもＯＫ。ヨガ気分を存分に味わいたい人は、大好きな音楽を流してリラックスし、動かす部位に気持ちを集中しましょう。
- 不要な力を入れずに柔らかく、気持ちのよさを優先。体の先端部分である足先指先が、遠くに引っ張られていくことを感じてください。

足指まわし

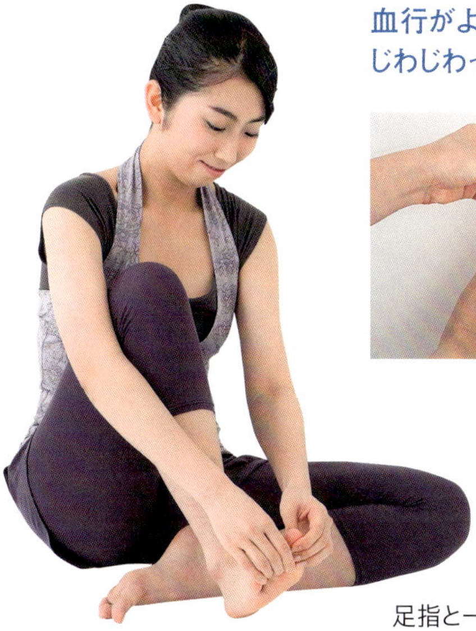

血行がよくなるので、
じわじわっと内側から汗がにじみ出す

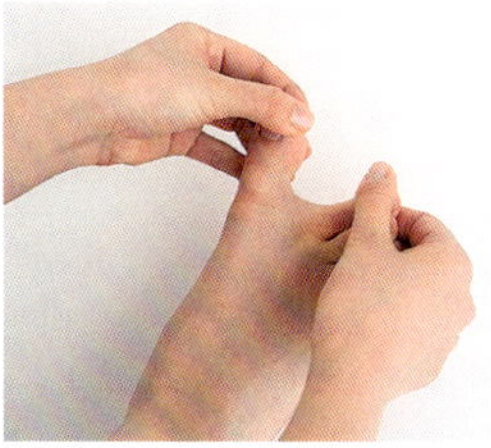

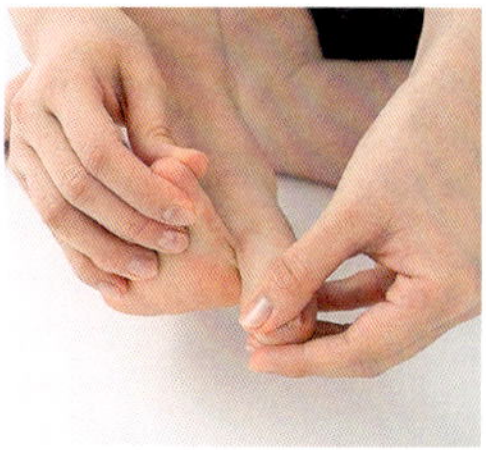

足指1本1本をていねいに回したり上下させたりして、指の関節を柔らかくする。指の間も広げる。広がりにくい箇所は指の付け根をイタ気持ちよくしごく。

自分がラクな姿勢で坐る。
足指と一体になるような気持ちで。

足裏踏み

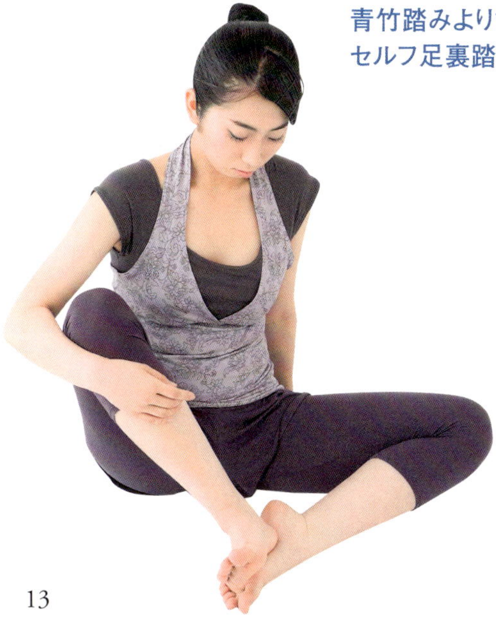

青竹踏みより気持ちいい。
セルフ足裏踏みで、足裏美人

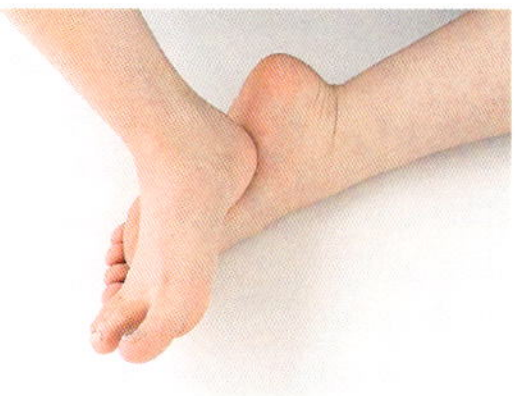

踵で片方の土踏まずや踵を気持ちよく揉む。強すぎると筋肉が反発するので、足裏の奥までやさしくほぐすように。

足首まわし

足首が安定すると姿勢がよくなる。
足首グルグルで美姿勢ゲット

B

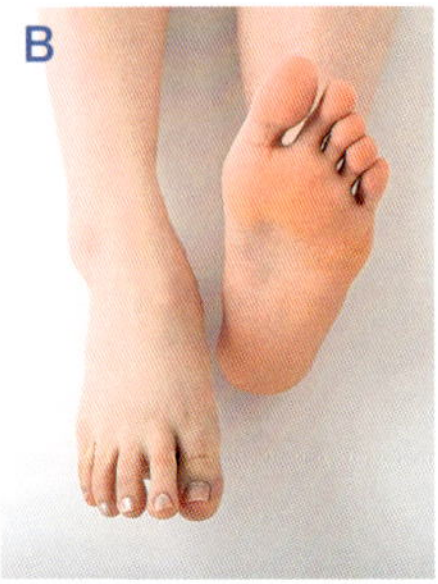

A

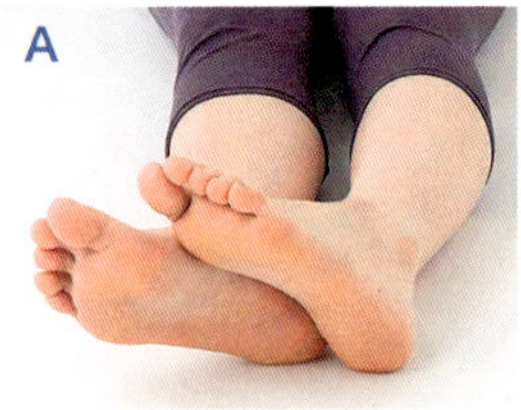

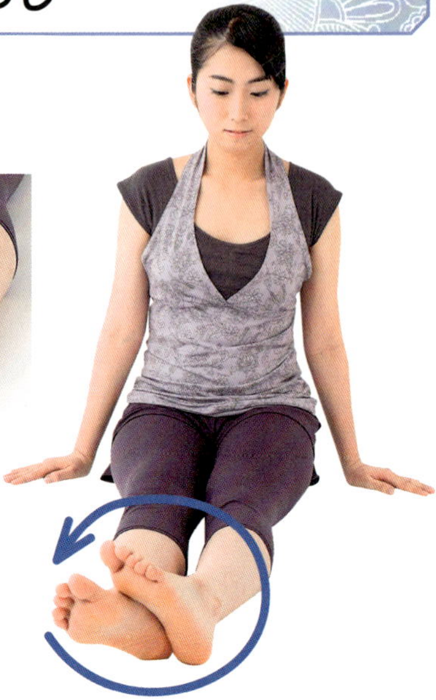

長坐になり、腕で自分の体を支える。動きAは両足首をそろえて一緒に回す。動きBは片足ずつ足指の先を遠くに伸ばす。ただし足に力を入れすぎないように。

脚まわし

女性らしいしなやかな
脚を目指して

2

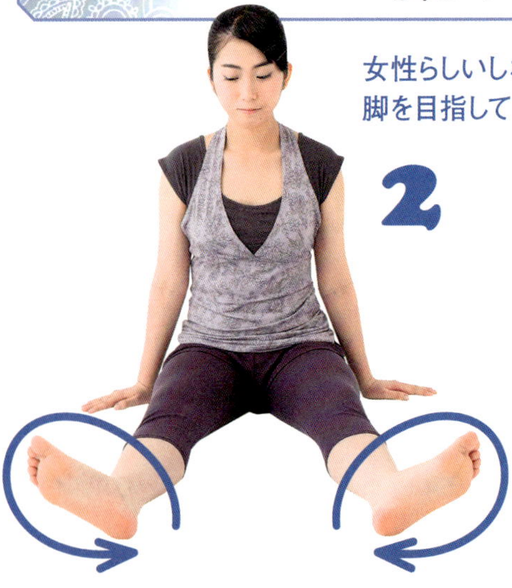

1

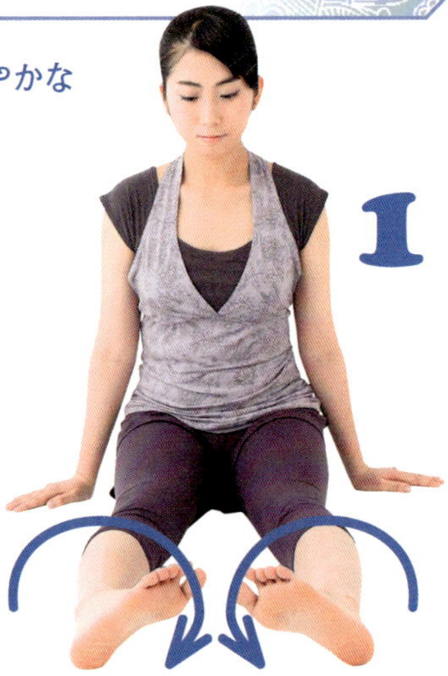

脚を広げ、足を内側、外側に倒す。ほぐれてきたら膝を少し浮かし足を内回しでしばらく回し、次は外回しにする。足首、膝、股関節がつながっているのを感じることが大切。

骨盤ねじり Step1

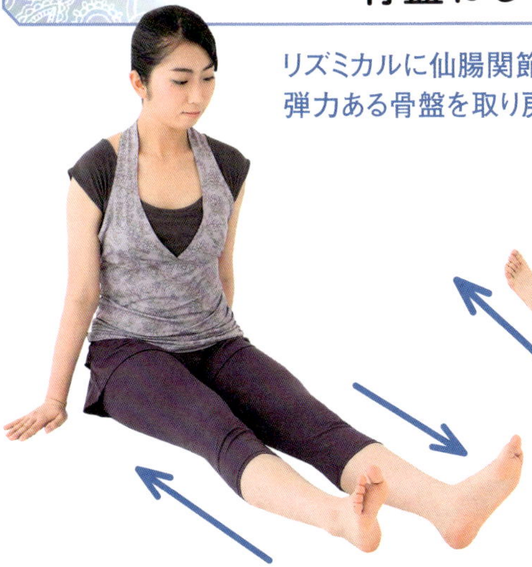

リズミカルに仙腸関節を動かし、
弾力ある骨盤を取り戻す

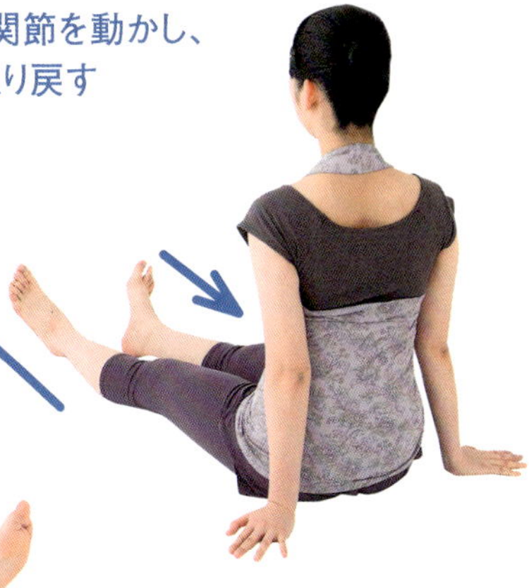

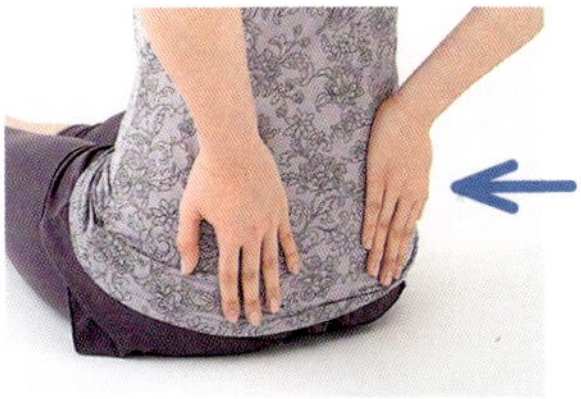

足裏を片方ずつ前方に押し出していく意識を持ち、交互に動かす。腰を前後させる感覚のほうがやりやすい人はそれもOK。腰に手をあてた部位の関節（仙腸関節）が動いていることを確認する。

骨盤ねじり Step2

腸のデトックス＋ウエストほっそり。
簡単なのに効果抜群！

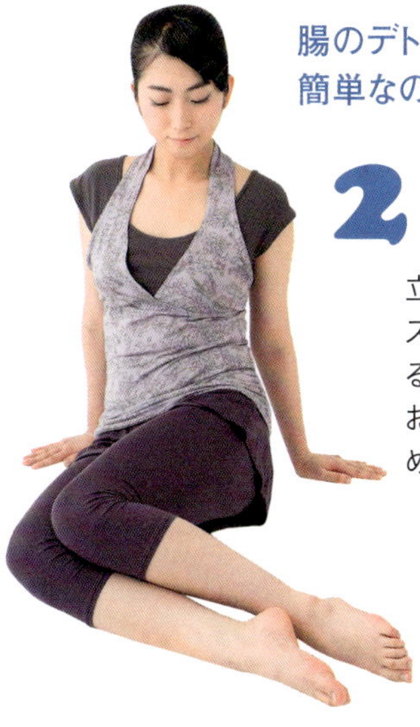

2

1

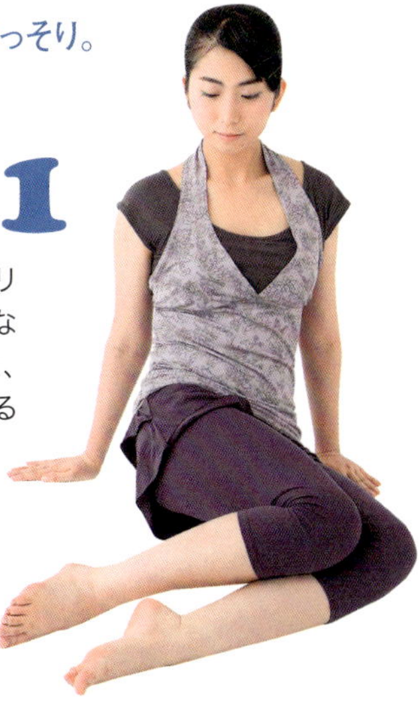

立てた両膝を、左右にリズミカルに倒す。腕をなるべくお尻から離すと、お腹や腸の緊張をゆるめることができる。

股関節ねじり Step1

**太もも裏が伸びると、
お腹もへこむ**

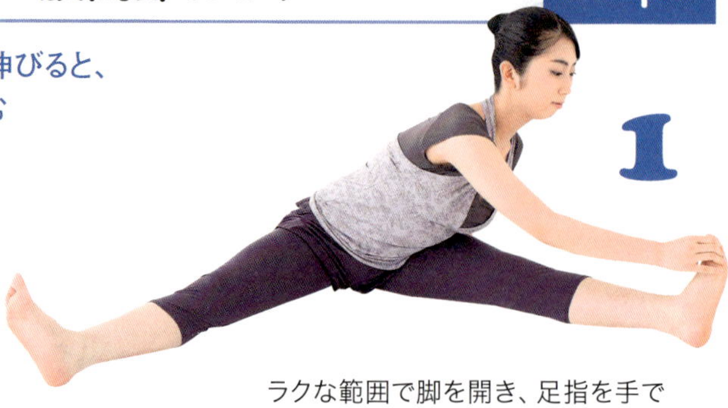

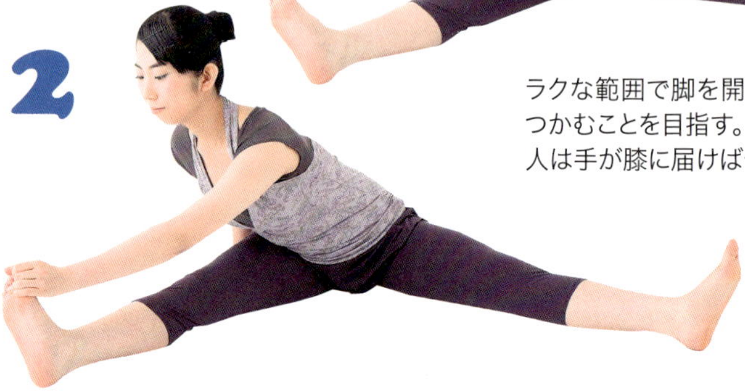

ラクな範囲で脚を開き、足指を手でつかむことを目指す。苦しいと感じる人は手が膝に届けば十分。

股関節ねじり Step2

**体をねじると汗がじんわり。
達成感が味わえる**

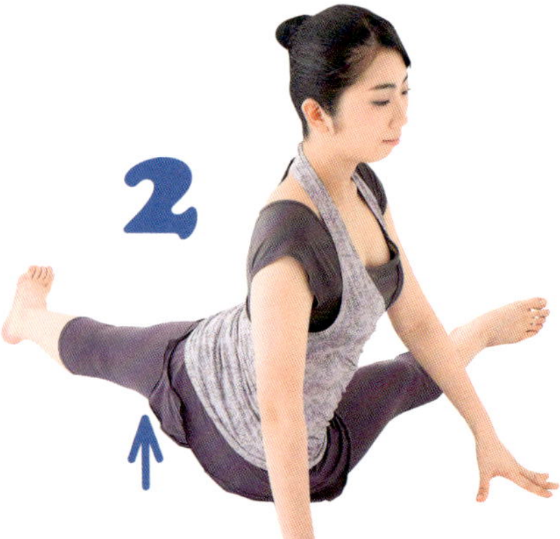

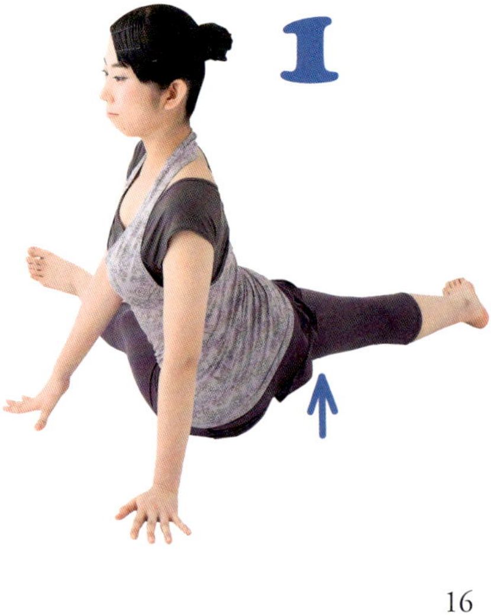

上半身を、後ろを見るつもりでねじる。ねじったところで息を吐く。矢印側の太ももとお尻が自然に床から離れることが大切。

股関節ねじり Step3

思いきって胸を床に近づける。
見た目よりずっとかんたん

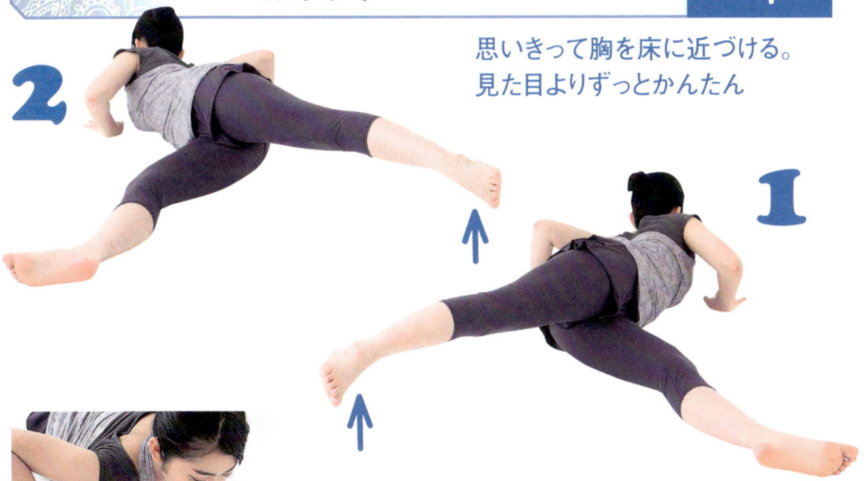

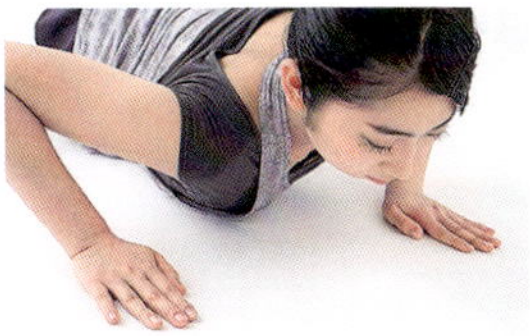

Step2ができた人は、次は思いきって上半身が床につくまで倒して息を吐く。一方の足が床から離れることが大切。戻るときは手で床を押し上げる。

肋骨のばし

肋骨を広げると息がラクに。
不思議と気分も明るくなる

脇の下を天井に向けて開く。できる範囲で無理をせず、脇の下で天井を見にいくように。反対側も同様に。

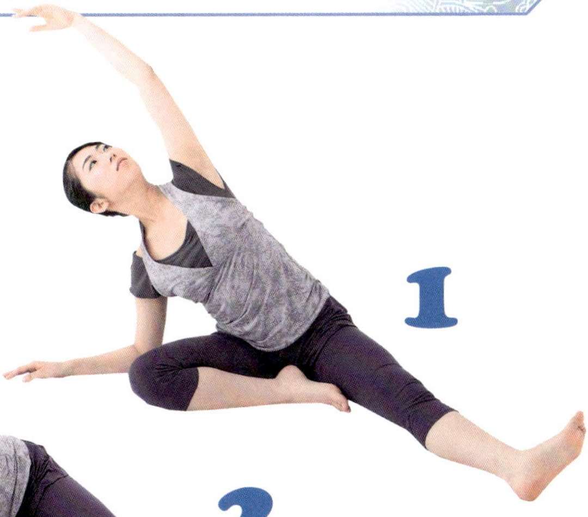

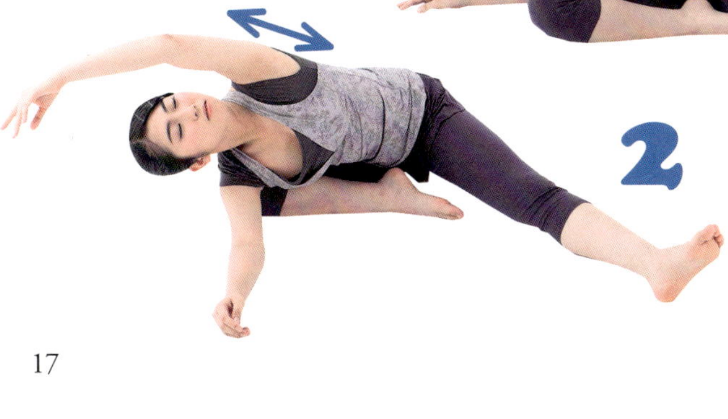

喉のばし

首年齢を若く美しくキープ

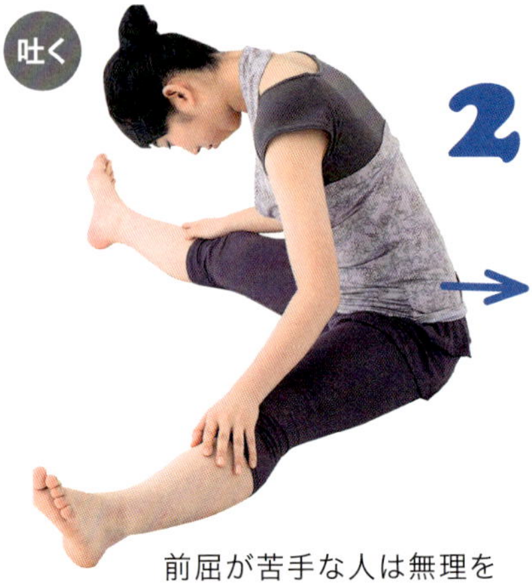

前屈が苦手な人は無理をしない。腰を矢印の方向に引く気持ちでやると太ももがラクになる。

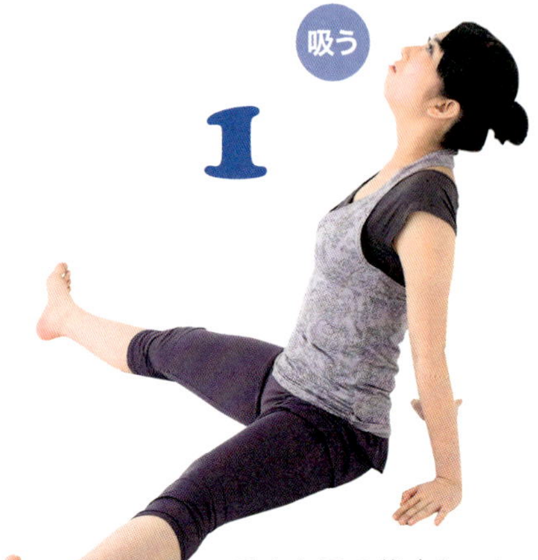

手をお尻の後方について、喉と太ももを気持ちよく伸ばす。

Lesson Point

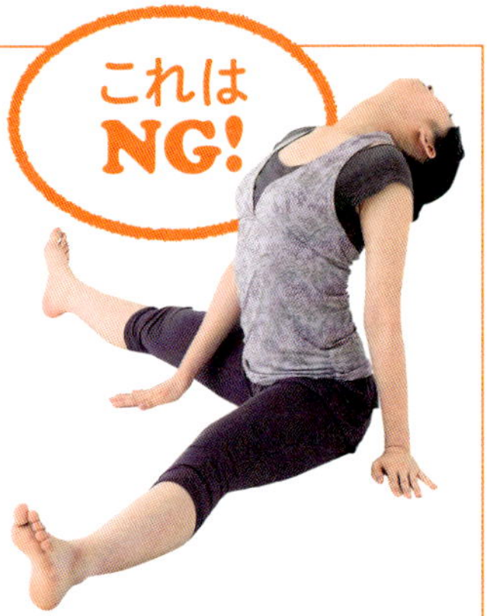

◆首を極端にそらすと、血圧が上がるので要注意！

首がこっている人ほど、ガクッと首が後ろにそって頭が落ちます。一見柔軟性がありそうですが、これでは血圧が急に上がり、しかも首を痛めてしまいます。肩甲骨の中心から後頭骨（頭蓋骨の後頭部にある骨）までを控えめに伸ばし、息がラクなことを確認しましょう。

◆反り腰にも効く

太ももの緊張が強いと反り腰（腰部の湾曲が過剰な状態）の原因になりますが、1 の動きは太ももの緊張をとくので、とても役立ちます。

◆さらに効果を高めるために

正面だけではなく、体をいろいろな方向に向けてみましょう。ラクで気持ちがよかったら“正解”です。

目の呼吸法

目の動きと呼吸を一緒に!

目を上下に動かす
目のヨガの基本です。息を吸って上を見て、吐いて下を見る。上下1セット×8回程度。

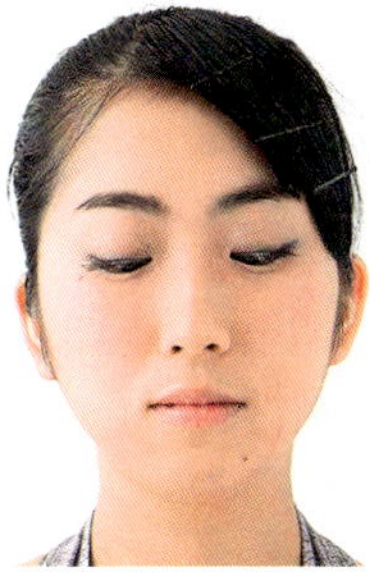
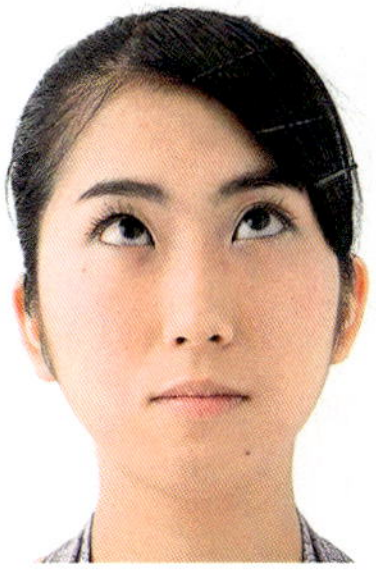

目を左右に動かす
息を吸って右横の限界を見て、真ん中で呼気、次に左横の限界を見て吸気。左右1セット×8回程度。

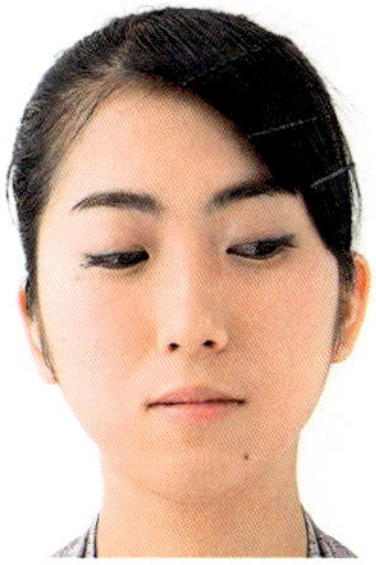
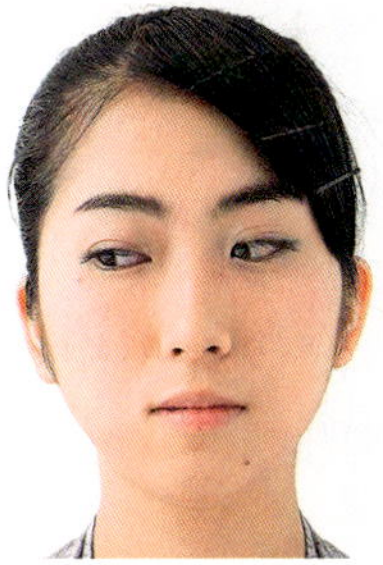

目を斜め方向に動かす
息を吸って右斜め上の限界を、次に左斜め下の限界を見る。左右1セット×8回程度。次に左斜め上、右斜めも同様に繰り返す。

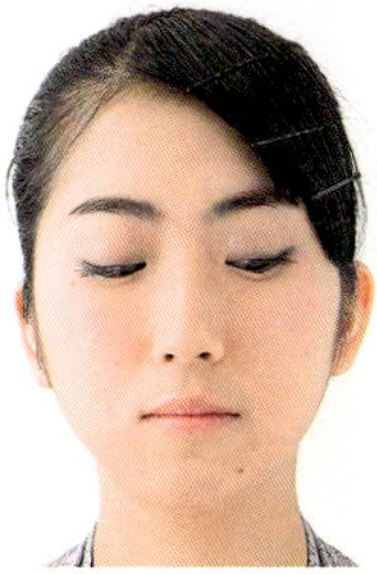
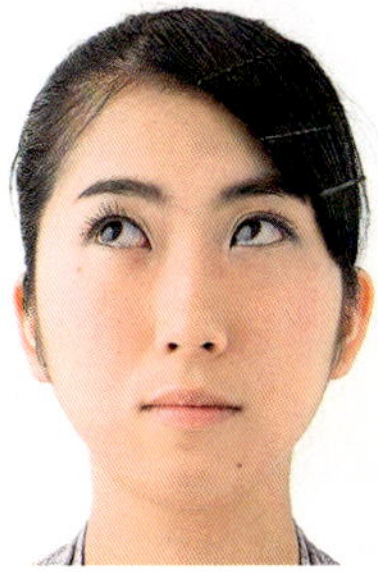

目の回転
目線を時計の6時の方向に落とし、息を吸いながら右回りで12時の方向を見て、次に息を吐きながら6時の方向に戻る。1周1セット×8回程度。反対の左周りスタートも同様に。

Lesson Point

呼吸と目の動きを一緒にすることで目にエネルギーを送ります。終わって視界が明るくなっていたら上手にできていますよ。

column

インドヨガのパンジャビー・スーツ

インドの伝統的な民族衣装、サリーやパンジャビー・スーツは、生活着として現役です。都市部の若い人たちもパンジャビーをトップスにしてジーンズをはいたりしています。サリー姿もインドで見かける当たり前の日常風景です。50℃に及ぶ暑さ対策にふわりとしたラインが、風通しをよくしているのでしょうが、そこにはもっと大きな理由がありそうです。

インドヨガには独特の身体観があり、これらの衣装もそれを表しています。目に見える体（粗大身）とは別に、体の外側に“エネルギーのカラダ”が何層も存在すると考え、そのカラダをモチーフにしたものが、これらの民族衣装なのです。

古代ギリシャのチュニックや日本の十二単衣も、視覚では見えないカラダを表現しているという説があります。“エネルギーのカラダ”は現代科学では計測不能なため、一般に認められるものではありませんが、いつの日か科学がそれを実証する日もくるかもしれませんね。

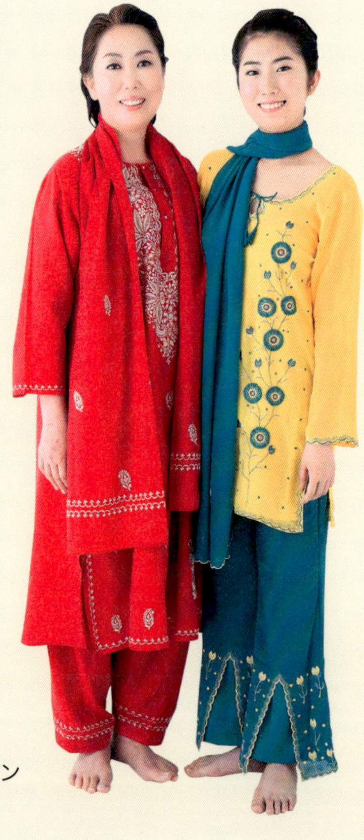

パンジャビー・スーツは、トップスとパンツ、ストールの3点セットで着用する。

Lesson 2

リラックスヨガ

Relax Yoga

頭と心の疲れがたまると、
睡眠だけでスッキリ解消というわけにはいきません。
頑固な疲労を取ってくれるのがじつは“呼吸”。
この章では呼吸が主役のアーサナを集めているので、
運動に対して苦手意識を持っている方におすすめです。
呼吸体操のアーサナで、気分をリセットしましょう。

頭と心のモヤモヤ解消

フリダヤ・アーサナ●胸骨開き

窓を開けるように胸を全開し、体の中の空気を入れ替えてリフレッシュ

フリダヤ・アーサナは呼吸器官と心を広げてラクにするアーサナです。

情報機器の普及は私たちの生活をとても便利にしてくれましたが、一方で、体が大きなダメージを受けています。会社で、電車で、はては枕元でも操作し続け、頭と目がヘトヘトになっていませんか。画面を見ていると、どうしても猫背になります。その結果肩が内側に入り、肋骨を圧迫。すると呼吸が浅くなり、呼吸が浅いとイライラする。いつも気持ちが不安定になり、心身ともにモヤモヤがたまってきます。

肺は自力では広がらないので、それを保護している肋骨を広げスペースを作る必要があります。

やり方はいたってシンプル。極らくらく型は、見た目はラジオ体操と同じです。意識を胸にフォーカスしたとき、それはヨガになります。

おすすめ準備運動

●足指まわし（P13）●骨盤ねじりStep2（P15）●肋骨のばし（P17）

●喉のばし（P18）

理想型

胸骨は肋骨と肋骨の中央部にある板状の骨です。
ヨガではここを大切なエネルギーポイントと考え、
フリダヤ（心臓、心を意味する）と呼んでいます。
胸と背中の肋骨を縦横の限界まで開くことによって、
この部分に集中する内分泌系や免疫系が強化されます。
気持ちがラクになり、
解放感を味わうことができるでしょう。

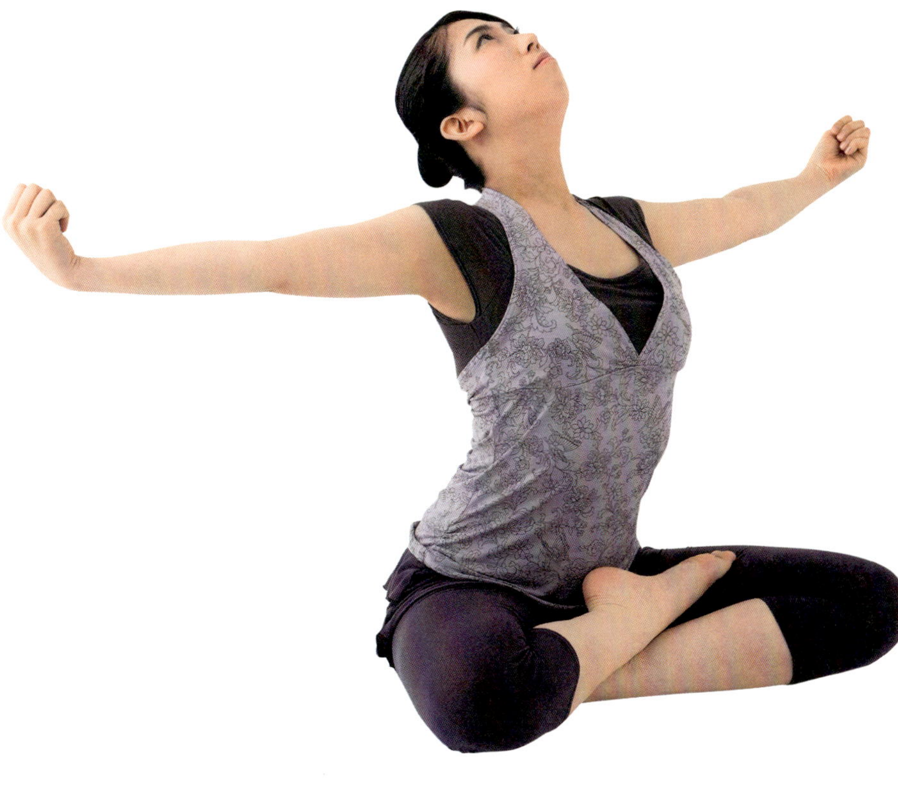

らくらく型

大切なのは息がラク、呼吸が楽しいと思えることです。
両手を背中で組むことによって、理想型と同等に胸が広がります。

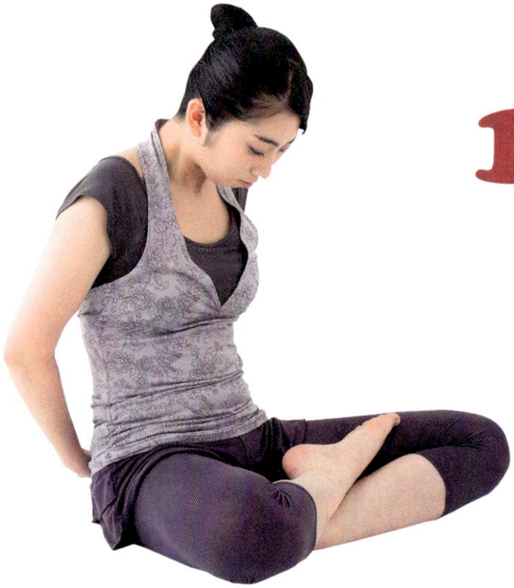

1 背中を“まあるく”して、息を吐いて準備

両手を背中で組み、下腹部を締めるようにして息を吐いて準備。坐法はここではスカアーサナ(あぐら坐)になっていますが、自分がラクな正坐でも長坐でもOK。痛ければイスに座ってもよい。

2 胸を開いて息を吸う

胸と顔を上げて全身で深く呼吸をすることに集中する。

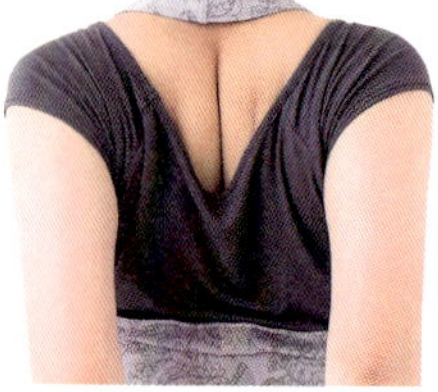

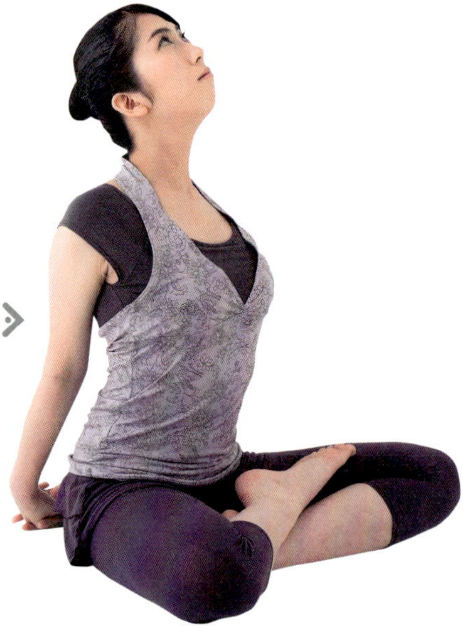

Check Point **背中**

息を吸うときに、肩も後ろに引かず、横に広げるように。肩甲骨の下を寄せると首と肩先の間が広がり呼吸がラクになります。

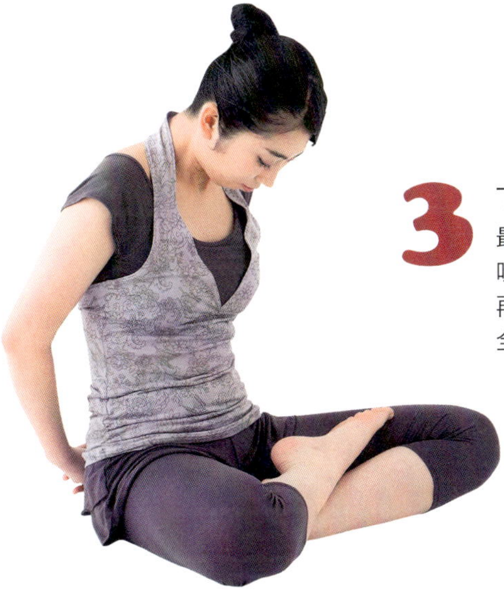

3 下腹部をしめて息を吐く

最初の姿勢に戻って呼気（息を吐く）。一旦下腹部をゆるめて、再び1へ。気持ちよく続けると全身の換気になる。

Check Point 胸骨

ヨガでは、胸骨や胸腺部に心理的に余計なものがたまってしまうと考えられています。ここが広がると視野が広くなり、心理的スペースも広くなります。

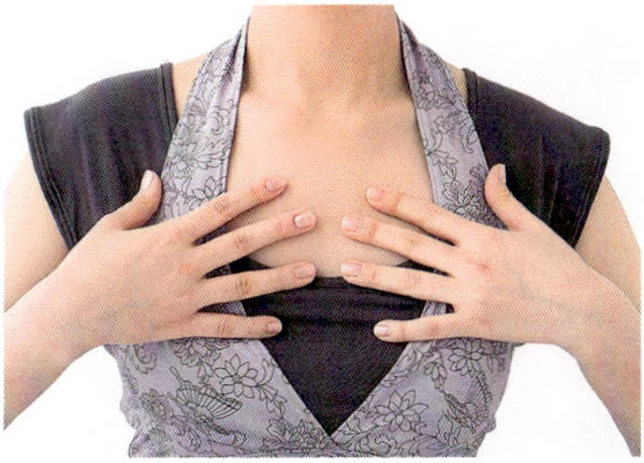

Lesson Point

呼吸と骨盤はとても関係があります。深い呼吸（いわゆる腹式呼吸）は骨盤が前後に動くと胸が開き、気持ちがよく満足感が味わえます。ヨガの呼吸は胸だけでなく、体の奥深く骨盤から使うのでそれに慣れていきましょう。

極らくらく型

見た目は、坐りながらラジオ体操をしているような動きですが、
両腕を誰かに引っ張られているかのように、
肋骨をどこまでも横に開いていくのがヨガ式です。

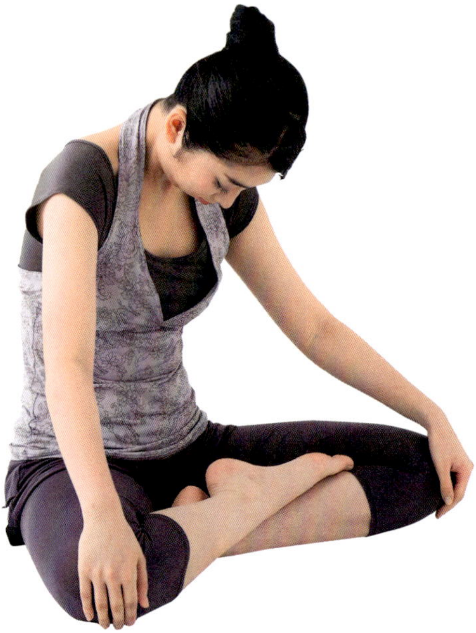

1

背中を“まあるく”して、息を吐いて準備

らくらく型同様、下腹部を引き締めるようにして息を吐いて準備。腕は自分がラクな場所に置く。あぐら坐がつらい人は我慢せずにイスに座る。

Check Point

下腹部を締めるというと、力を入れすぎる方がいます。腰を“まあるく”するイメージを持ちましょう。

Lesson Point

たくさん呼吸をしようとして逆に苦しくなってしまう場合があります。息は勝手に入ってきますから自然にまかせましょう。ただし吐ききるのには腹部を引きあげるための筋力が必要です。ポッコリお腹を凹ますためにもちょっとがんばってみましょう。

2

胸の中心の胸骨を開く

ラジオ体操では息をたくさん吸おうとして肩を後ろに引いてしまいがち。ヨガでは胸の中心を胸側からも背中側からも開き、そこに意識を集める。

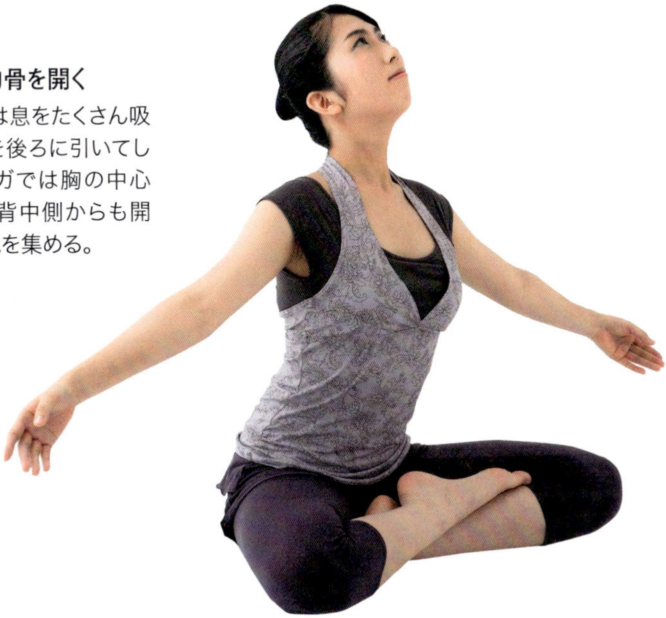

3

下腹部を引き締めて息を吐く

最初の姿勢に戻って呼気（息を吐く）。一旦下腹部をゆるめて、再び**1**へ。気持ちよく続けられる回数で。

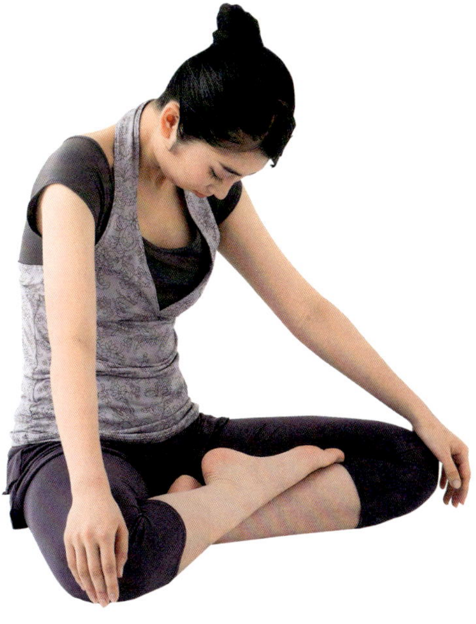

疲れをとって、ぐっすり睡眠

ガルーダ・アーサナ●鷲のポーズ

不要な老廃物をしぼり出せば、ゆっくりふんわり眠れるようになる

ガルーダとは、現実には存在しない伝説上の架空の鳥で、インドの神様が乗る特別な存在です。インドネシアのガルーダ航空は、神様の乗り物のように安心だということなのでしょうね。天空を神様を乗せて飛ぶガルーダに、ぐっすり睡眠のコツを教えてもらいましょう。

寝つきが悪いと感じていませんか。パソコン、スマホの使い過ぎや街の過剰な照明によって、つねに目が刺激を受けています。そのため、いつでも目の奥に明るすぎる電球がついているかのような状態になり、スムーズに眠りにつくことができなくなっているようです。

またパソコン、スマホによる腕の疲れもあるかもしれません。指と前腕（肘下部分）が強ばってしまうので、ここをほぐさないかぎり目の奥の電気も消えないでしょう。

両腕をタオルのようにしぼったあとは疲れもとれて、体が、まるでふんわり洗い立てのタオルのようにやわらかくなり、ぐっすりと眠れることでしょう。

おすすめ準備運動

- 足指まわし（P13）
- 脚まわし（P14）
- 肋骨のばし（P17）
- 喉のばし（P18）
- 目の呼吸法（P19）

理想型

鳥をまねたヨガのアーサナは、
ほとんどが超絶技巧。
初級者にはなかなかたいへんです。
次ページのらくらく型は
ガルーダの上半身のみを。
極らくらく型では、
下半身の動きを床に寝て
かんたんにできるように
してみました。
とくに下半身の動きは
どなたにも、おすすめです。

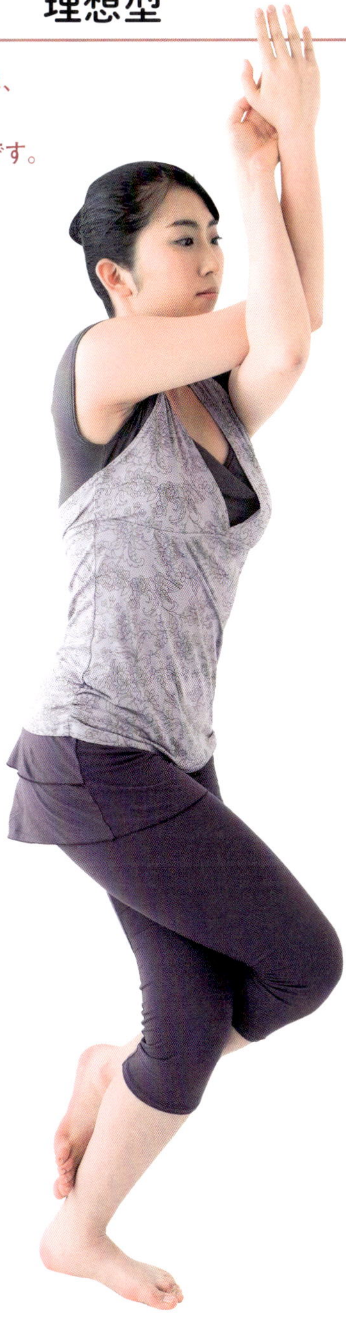

らくらく型〈上半身〉

坐法はあぐら坐ですが、自分のラクなスタイルでOKです。
手順がやや複雑ですが、締め上げた腕をはずし、
ドッと血液が流れたときの解放感を味わってください。

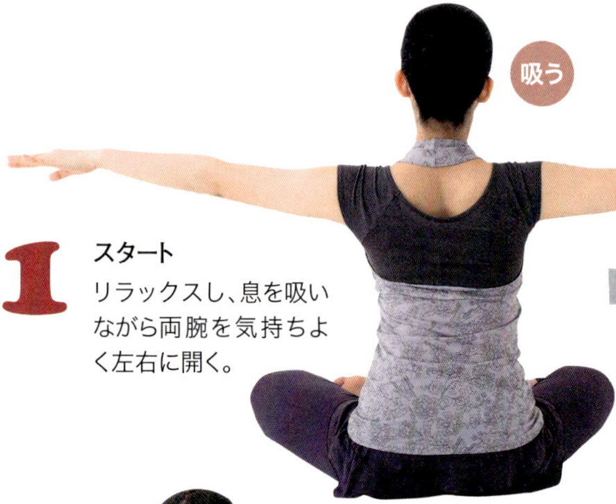

1 スタート
リラックスし、息を吸いながら両腕を気持ちよく左右に開く。

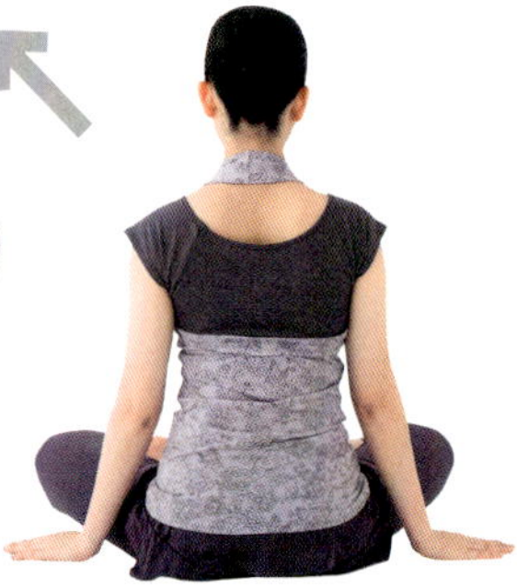

息を吐いて準備。

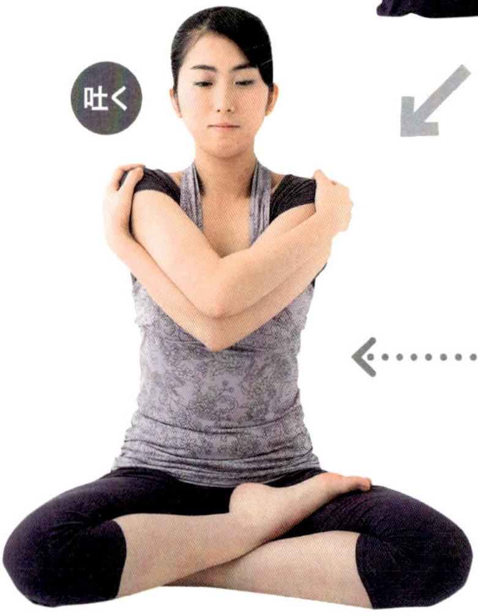

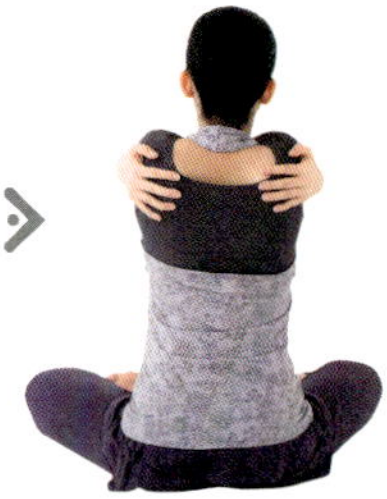

2 両手で肩を抱く
両腕を胸の前でクロスして肩を抱く。腕が痛いと感じる人は肩にさわる程度でよい。

Check Point
肩がやわらかい人は肩甲骨まで手のひらをまわしてもよいのですが、無理しすぎると胸が押しつぶされて反り腰になるので逆効果。「息がラク」という状態を忘れないで。

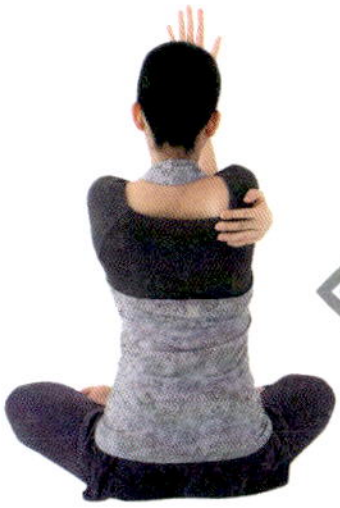

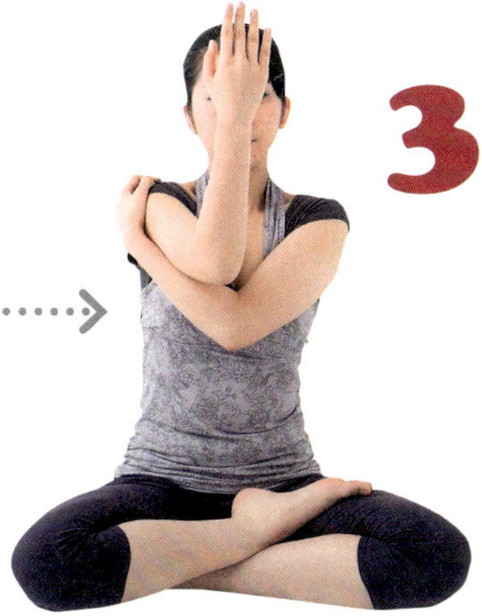

3 クロスした上の腕を立てる

手のひらが自分に向くように、重なった上の腕を立てる。

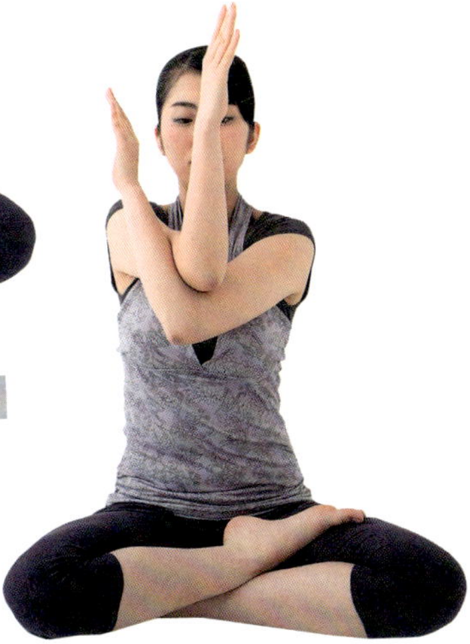

自然に

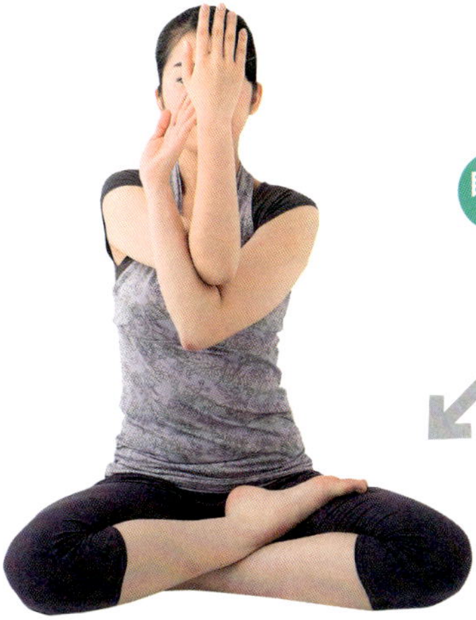

4 二本の腕を巻き付ける

肘のおさまりが悪い人はこの段階で痛みがあるので、無理に5にいかず、このまま自然な呼吸を楽しむ。それでも十分な効果が得られる。

5 手のひらを重ねる

自然な息をしていることを忘れずに。

Lesson Point

5の状態でギリギリだと感じる人は、ゆっくり息を吐いて腕をほどきます。5の状態で気持ちよく呼吸ができている人はそのまま息が詰まらないところまで、両肘をゆっくりと上げ、しばらく自然な呼吸をしながら、最初の位置に戻ってから腕をほどきます。しばらく仰向けになって休んでから、反対の腕も同様に行いましょう。

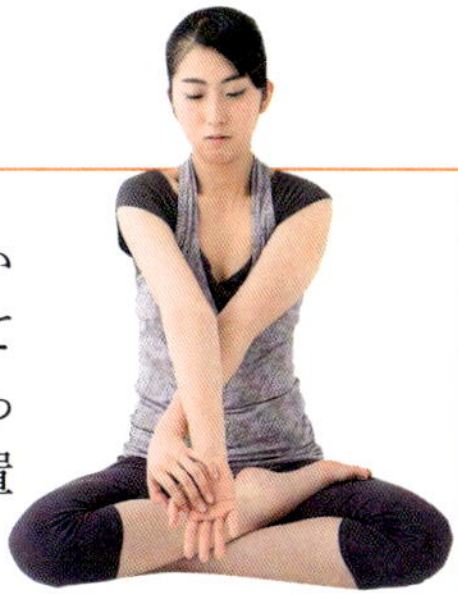

最後に腕をほどく。

極らくらく型〈下半身〉

夜寝る前にやればぐっすり眠れることでしょう。
朝にやればシャッキリ目覚めるという便利なポーズです。
下半身にたまった血液を絞り出して心臓に戻せば、脚のむくみや疲れがスッキリ。

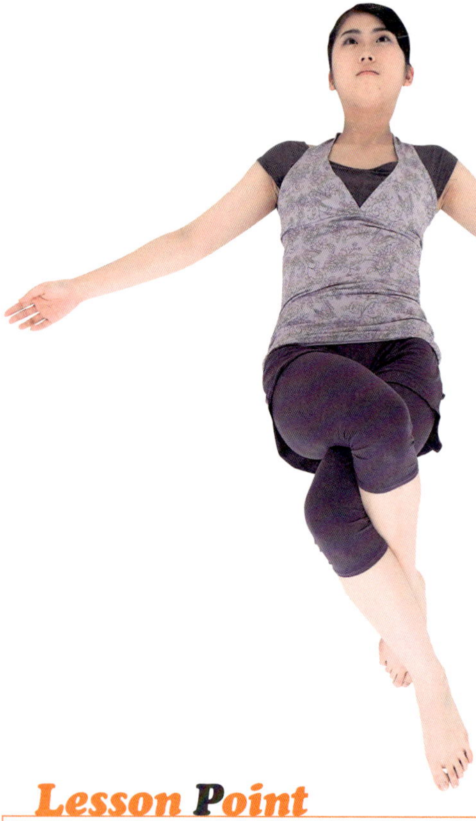

1

気持ちよく膝をクロス

腕は自分がラクな場所におく。膝をクロスするだけでもよいし、できる人は足の指先をさらにねじってとめておくと脚がひとつにまとまる。

Lesson Point

とてもラクなかたちですが、首と腕の付け根への意識が大切。首は常に息がラクな方向に向けましょう。そして腕と脇の下、バストを気持ちよく引っ張り合いをしましょう。強い刺激を好む人も、ここでは穏やかな引っぱりを楽しんでください。バストアップも期待できますよ。

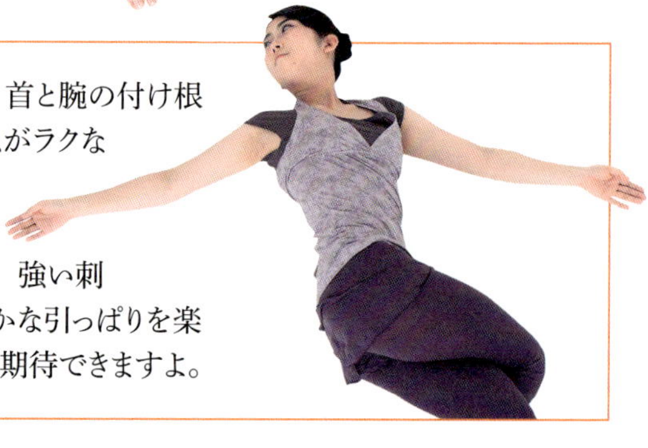

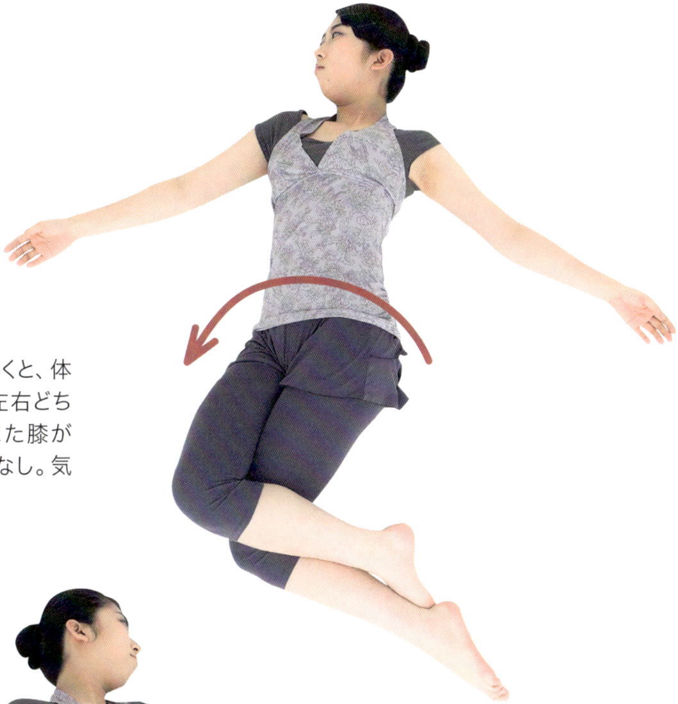

2

息を吐きながら
好きな方向に膝を倒す

自分がいきたい方向にいくと、体は反発せずにゆるむ。左右どちらから始めてもOK。また膝が完全に床につく必要もなし。気持ちのよい範囲内で。

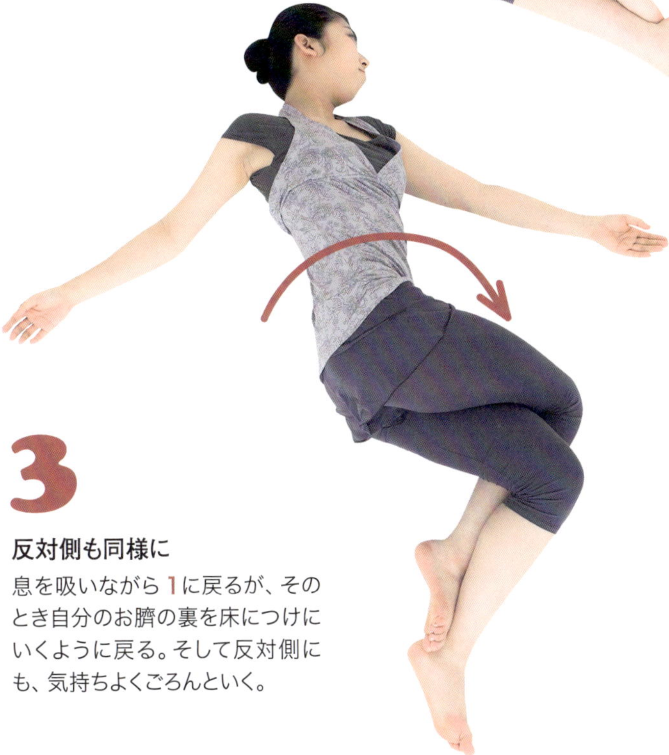

3

反対側も同様に

息を吸いながら1に戻るが、そのとき自分のお臍の裏を床につけにいくように戻る。そして反対側にも、気持ちよくごろんといく。

生理中の憂鬱をなんとかしたい

ガルバ・アーサナ●胎児のポーズ

生理は大事なデトックスタイム。毒出しで安らかな胎児の気分になってみる

このポーズもよく目にしませんか。ここでは脚と股関節、子宮、卵巣の働きをよくすることにポイントをおきました。

近年は、婦人科系にまつわる不調をよく耳にするようになりました。生理不順や、日常生活に支障をきたす月経前症候群、若年性の更年期症状、不妊症や自然分娩ができない、などなど。

また、夏のオフィスでは営業系の男性の体感温度に合わせ、冷蔵庫のように冷えきった部屋で、女性は膝かけでしのいでいることでしょう。多くの女性を悩ます「冷え」。特に無自覚な内臓の冷えは、生理痛をはじめ、あらゆる不調の引き金になります。

このアーサナで「体のめぐり」をよくしていきましょう。

おすすめ準備運動

●足指まわし（P13）　●足裏踏み（P13）　●骨盤ねじりStep2（P15）

●喉のばし（P18）

理想型

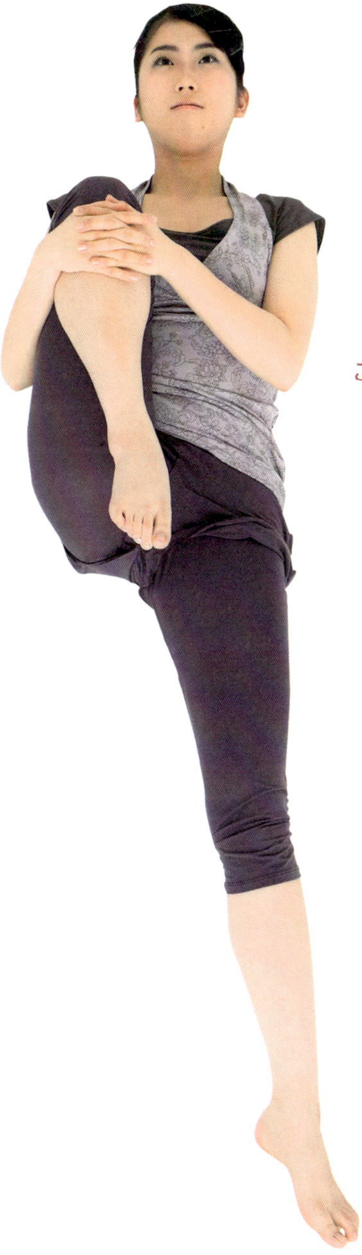

写真左のガルバ・アーサナは、
パワンムクタ・アーサナ（毒出し、
またはガス抜きという意味）とも呼ばれ、
循環、排泄を助ける効果があります。
両脚を引きつける写真下は、
さらに強い圧縮になります。
ガルバは子宮で育てられる大切な命を
象徴するポーズ。
ヨガでは子宮を女性のハートと
考えています。
このアーサナで自分自身を大切にすることを
思い出したいですね。

◀ 片足のガルバ・アーサナ

▼ 両足のガルバ・アーサナ

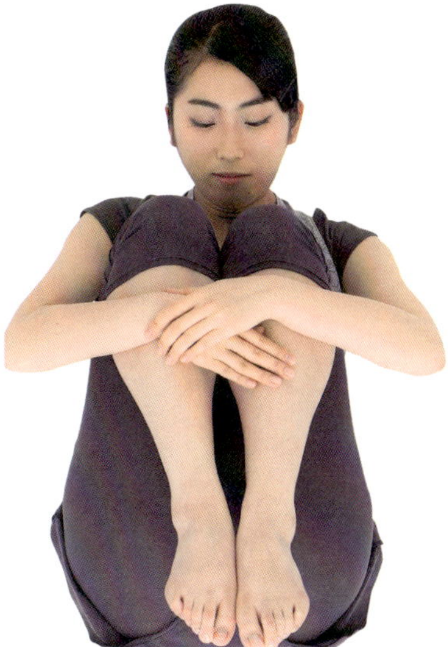

らくらく型

こんな気持ちのよい毒出しがあるなんて。
脱力女子になって、お腹にたまったイライラ、モヤモヤを呼吸と一緒に、
すべて残らず吐き出しましょう。

吐く

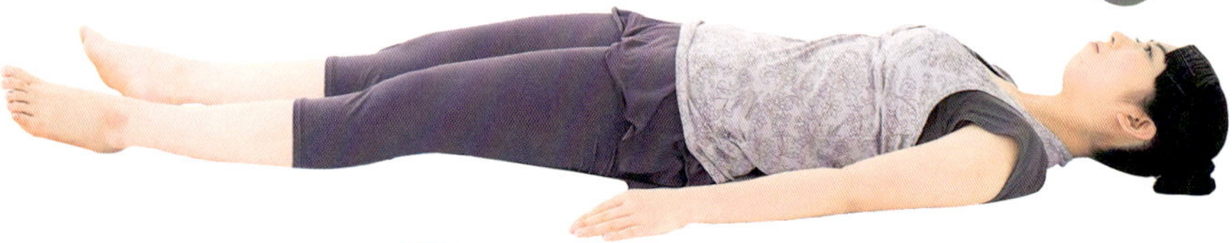

1

息を吐きながら
ラクな姿勢で横になる

気持ちよく、なるべく腰部が床になじむように仰向けになる。

吸う

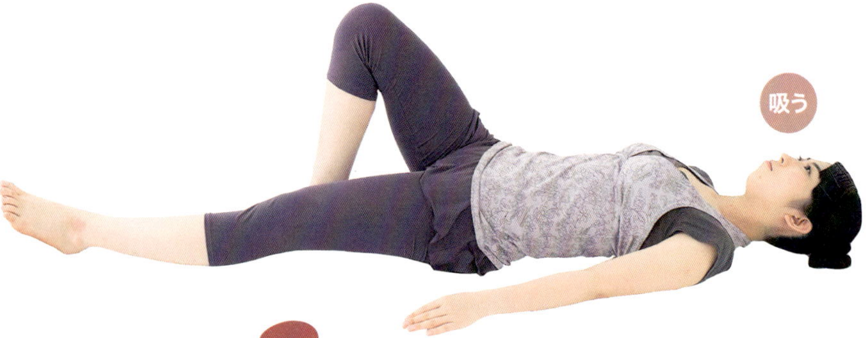

2

息を吸いながら
お腹で膝を引っ張る

自分の脚が肋骨からつながっているような気持ちで動くことが大切。膝を立てるのではなく、お腹で脚を引っ張るように。

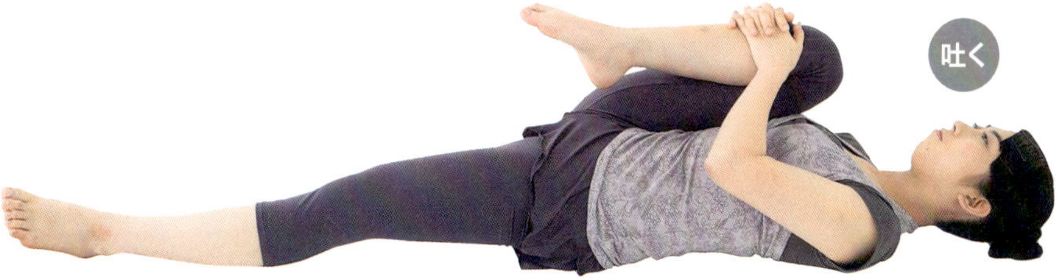

3

腕で膝を迎えにいく

寄せてきた膝や太ももを、腕の重さで心地よく下腹部に寄せる。下腹部をじわーっと圧縮するので、自然にまかせて息を吐き1に戻る。もう一方の脚も同じように繰り返す。気持ちがいいと感じる範囲内で、両脚を入れ替えながら繰り返す。

Lesson Point

準備運動にもなるやさしい動きなので、気持ちよくできるなら何度やっても大丈夫。圧縮する場所は、お臍、腰骨近くなど、自分の気持ちのよいところを見つけましょう。

コツはどこにも不要な力を入れないこと。お臍の下から足先までの緊張を気持ちよくゆるめます。終わったときに脚が10センチ、いえ、10メートルぐらい伸びた!! と思ったら、大成功です。

極らくらく型

お母さんのお腹にいたころを思い出す。
ゴロンゴロン、ユラユラ～。それでも立派なアーサナです。

1

脚の緊張をとく

型のつくり方は前ページのらくらく型**3**を両脚にしたバージョンです。両脚をリラックスして伸ばし、両方の膝をお腹から引っ張るようにして立てる。

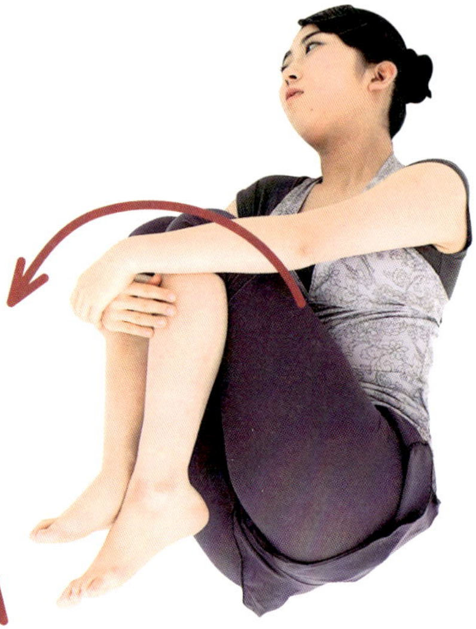

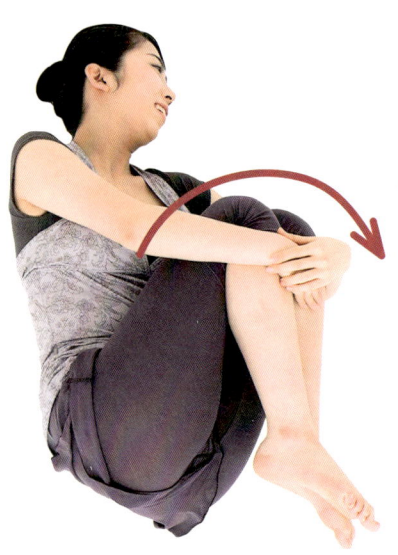

2

両腕で膝を迎えにいく

やってきた膝を両腕で迎えにいき、あとは気持ちよくひたすら左右にゴロンゴロンするだけ。呼吸も自然に。

Lesson Point

お臍の下から下半身の緊張をとくのがコツ。P118のように手で片方ずつ膝を立て、それからそろそろと仰向けになる方法もあります。理想型のガルバは腸腰筋を強く圧縮します。生理中にトラブルがある人は、一連の筋肉が緊張しきっているので、まず、体をゆるめることが先決です。

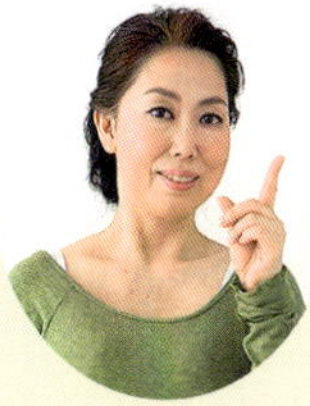

column

意識と呼吸と背骨

ヨガでは、意識すること、呼吸すること、そして背骨がとても大切と考えます。ここでは背骨についてお話しします。

現代の解剖学や生理学では、およそ首が7、胸は12、腰部が5の椎骨で構成され、基底部に仙骨と尾骨があると説明されます。

ところがヨガの世界では、頭の後ろの後頭骨も背骨の延長ととらえ、仙骨尾骨も解剖学とは別の構造のとらえ方をします。さらにヨガ独自の視点で、背骨はスシュムナー管と呼ばれるエネルギーの通路があり、そのスシュムナー管の前後には、チャクラと呼ばれるエネルギー変換器があると考えられています。

とくに普段まったく意識しない「尾骨」には誰でも潜在的に強いエネルギーが眠っていて、扉をノックするように尾骨に刺激を与え、目覚めさせていくことが、アーサナや呼吸法の大きな目的となっています。ヨガの神秘的なエネルギー論の世界ですよね。

本書でも「背骨で息を吸って」などという聞き慣れない表現も出てきますが、イメージとしてとらえてください。ヨガでは背骨がとても重要だということを、ちょっだけアタマの片隅にいれておいてくださいね。

更年期の重い気分が軽くなる

ナマスカール・アーサナ●平伏する祈りのポーズ

祈りのポーズで邪気を吐き出し、新鮮なエネルギーのしまい場所をつくりにいく

更年期に現れやすいイライラやうつ状態、集中力の欠如や倦怠感。これは卵巣で女性ホルモンが品薄なのに、脳が「もっと出せ！　もっと出せ!!」とわがままなお客様のように命令し、脳がパニックを起こすために見られる症状です。

ネガティブにとらえられやすい更年期ですが、ヨガでは更年期を残りの人生をめいっぱい楽しむための「絶好のチャンス」と見ています。つらい山越えなんてとーんでもない！です。

人はどうしても、今までのやり方に固執します。五〇代にさしかかった私の世代が、いつまでもサーファーメイクをしているみたいに。でもそれってちょっと……と思いませんか？「かつての私」や、若い人のやり方をまねるのではなく、今までの自分を一旦リセットし、次世代型の自分をつくっていく時期にしてゆく。そんな更年期にしてみませんか。

それにはまず気持ちの入れ替えを。「すべてを捧げるポーズ」をすると、きっとヒントがもらえるはずです。

おすすめ準備運動

- 足指まわし（P13）
- 股関節ねじりStep1・2（P16）
- 肋骨のばし（P17）
- 喉のばし（P18）

理想型

すべてを捨てると、新しいものが入ってきます。
骨盤内を強力に圧縮し、
よどんだ血流をしぼり出して入れ替えます。
ここでも主役は呼吸。
平伏して息とともに自分のいらない気持ちを出しきると、
気分がとてもラクになりますよ。

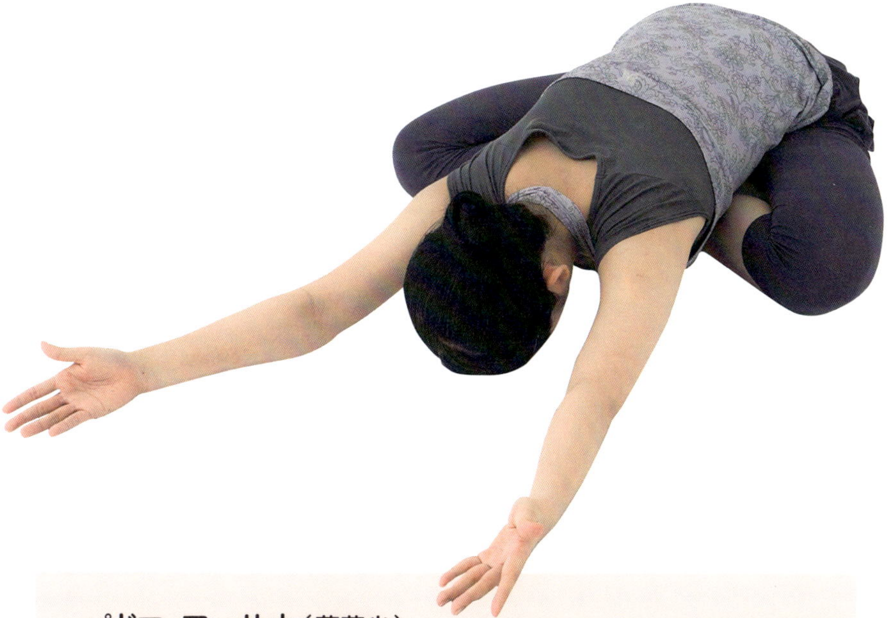

パドマ・アーサナ（蓮華坐）

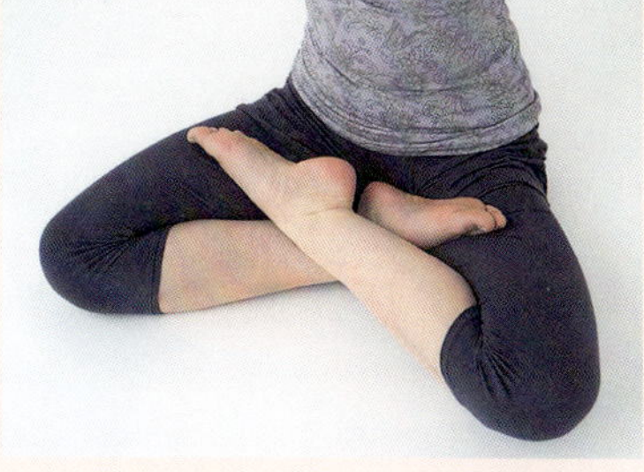

ヨガには神様に祈るお参りのポーズがたくさんあります。これもそのひとつ。理想型では坐法はパドマ・アーサナを組み謙虚に自分を投げ出して祈る姿を表現します。ここでは呼吸を大切にするので、坐法はなんでもよく、イスに座ってもOKです。

らくらく型

このアーサナのポイントは、息を吐ききり、
次に新しい息を入れる際に、手をひっくり返すことです。
このとき本当に気持ちが切り替わります。

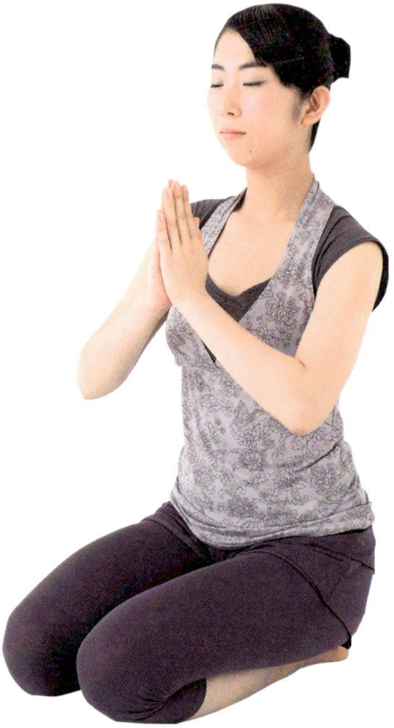

1

準備の息を吐いて
気持ちを胸に集め、再び吸気

ヨガの正坐では膝の間を拳１個分あけ、土踏まずにお尻をのせる。

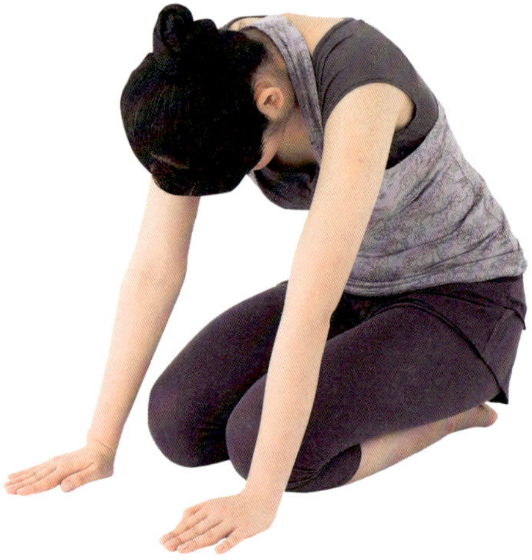

2

息を吸いながら背中を丸くして、
息を吐きながら平伏

下腹部を圧縮して呼気しながら、首と背中の力を抜いていく。

Lesson Point

最後の合掌をしたとき、何かをもらってきて満ち足りた気分になれたら、まぎれもなく完成型です。ヨガは外側のかたちではなく、ホッとした気持ちの中に真価があります。

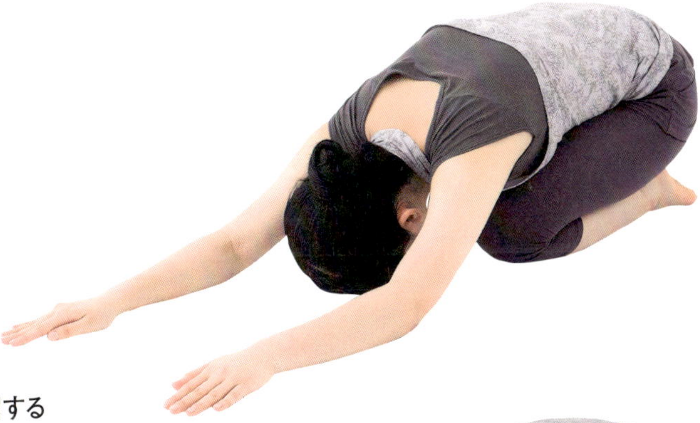

3

できる範囲で前屈する

前方に倒れていく。おでこが床につくと気持ちがよいが、つかなくても問題なし。できれば10秒ほど自然な呼吸を続ける。

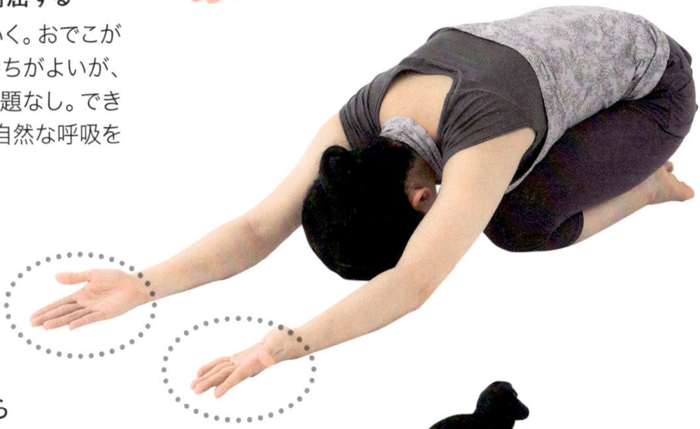

4

息を腹の底から
すべて残さずに吐ききる

息を吐ききったら手のひらを上にする。このとき、気持ちも切り替わるはず。

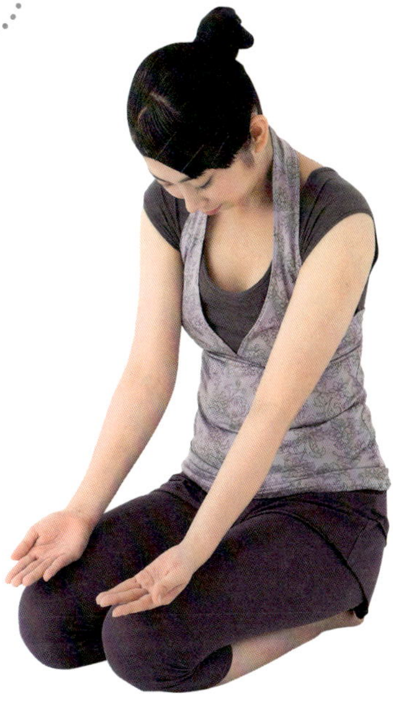

5

呼気しながら手や肘を
なるべく床から離れないように戻る

最後に首を上げ、顔を正面に向けて、1の合掌へ戻る。

極らくらく型

深く前屈しなくても呼吸と意識で「祈り」が表現できれば完成型です。
呼吸とともに、背骨や首の脱力ができれば、
気持ちが切り替わります。

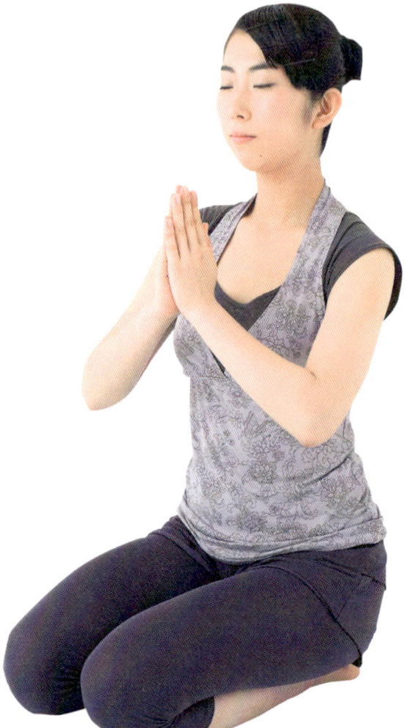

1

気持ちを胸に集め、準備の息を吐く

準備の息を吐いたら、合掌した手に力を集めるように集中して、息を吸う。

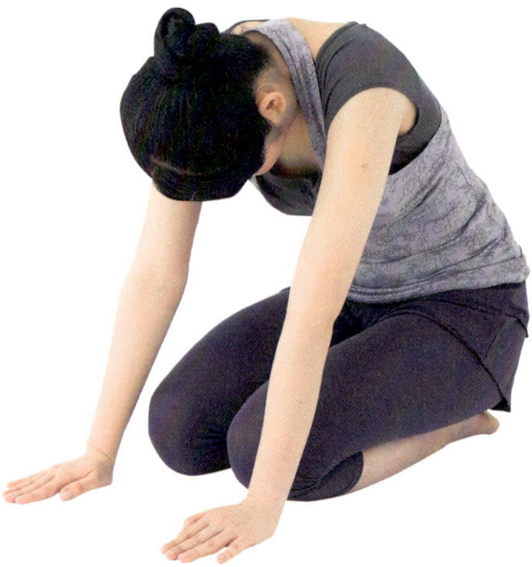

2

首・肩・背中の力が抜ければそれで十分

息を吐きながら、首をうなだれる。無理に前屈しても効果はない。痛みを我慢するのはNG！ この状態で10秒ほど自然な呼吸を続ける。

Lesson Point

ナマスカール・アーサナはヨガと健康体操の違いがよくわかる代表例みたいなものです。ホッとする、神経系が休まる、気持ちが静かになる、手のひらに何か大切なものをもらってきた感じがする。これらを感じることが完成型です。

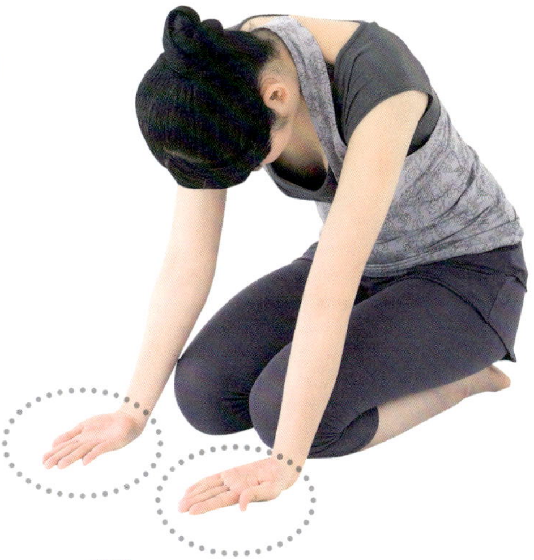

3

全部の息を腹の底から吐ききり、手のひらを上に

これもらくらく型と同じ。コツは“すべて残らず”息を吐ききり、手の甲を床につけながら4へ。首は最後に戻す。

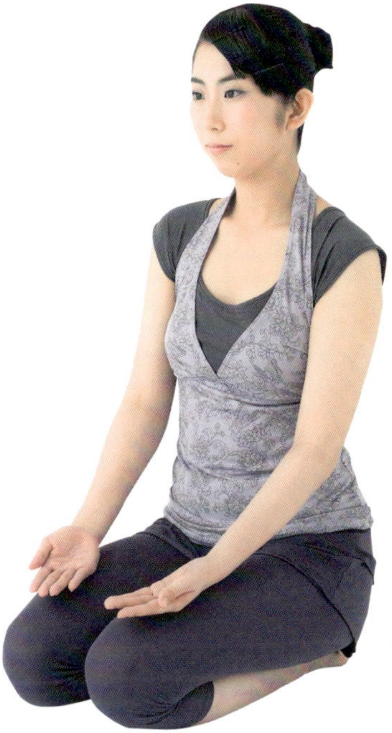

4

姿勢を元に戻す

このときホっとしたら、大成功。そして締めくくりに1に戻り、合掌して余韻を味う。

呼吸で神経の高ぶりをクールダウン

ムーラ・バンダ

女性に美と元気と強運をもたらす女神の呼吸法。ヨガの極意、プラナヤーマ（調気法・呼吸法）をやってみましょう

ヨガの呼吸法には、酸素と二酸化炭素の交換と同時に、目に見えない心の老廃物をデトックスできるプラナヤーマ（調気法・呼吸法）があります。

ここでは神経系の高ぶりをクールダウンできるムーラ・バンダをご紹介します。

ムーラとはサンスクリット語で「根」を意味し、バンダは「締める」ことです。

ムーラが存在する恥骨や尾骨周辺には、根源的な力が宿っていると考えられているので、ここを意識して呼吸をすれば、精神の強さが得られることでしょう。

おすすめ準備運動

- 骨盤ねじり Step2 （P15）
- 股関節ねじり Step3 （P17）

下腹部にある内臓を圧縮しますが、苦しくはありません。むしろ内臓にたまっていた余計な血液をしぼりきるので、スッキリとした気持ちよさが感じられ、血流のうっ滞回復に効果大です。

上手になると、眉間部分に何やら灯りがついたように感じます。女性にとっては万能薬のようなこの呼吸法をぜひマスターしましょう。

1 **会陰を意識する**

肛門と性器の間にある会陰を意識する。普段意識しづらい場所なので、写真のように左足（組みやすければ右足でもOK）でモニターする。

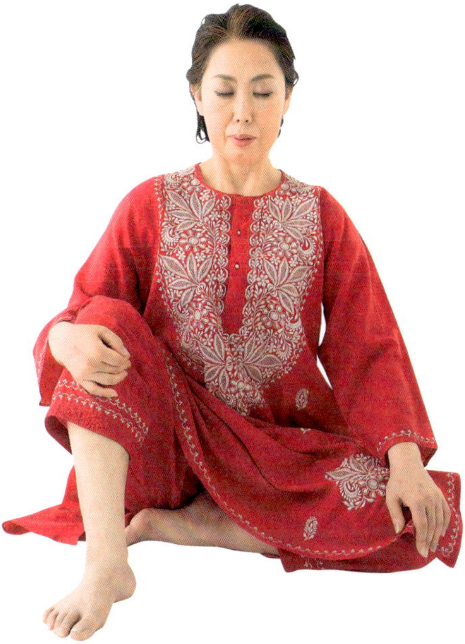

2 **吸う息とともに会陰と肛門を近づける**

基本の練習として、1と2を何回か繰り返す。

3 **会陰と肛門を寄せて、お臍の裏に近寄せる**

2がスムーズにできるようになったら、息を吸いながら会陰と肛門を寄せてお臍の後ろ、背骨の前に一気に近づけるようにして引き上げる。

4 **息を止める**

3秒～5秒ほど、気持ちがよいと感じる範囲内で、息をクンバカ（止息）する。

5 **息を吐く**

ほどよいところで、ふーと息を吐き、3に戻る。これを10回ほど繰り返しでできるようになれば、ムーラ・バンダを体得したといえるでしょう。

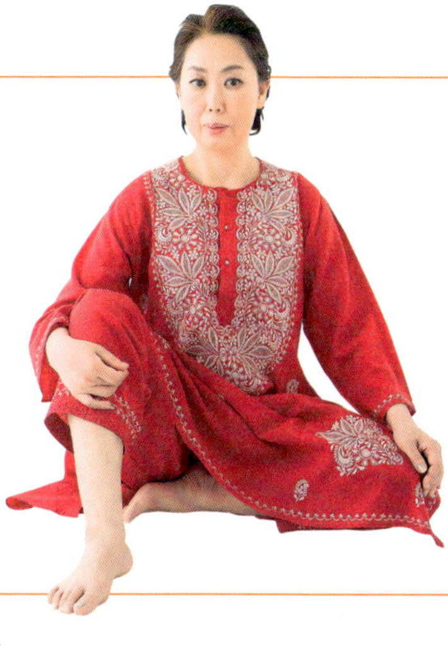

Lesson Point

古典的なインドヨガの説明では、ムーラ・バンダのやり方を、骨盤内にある子宮、卵巣などの臓器を海綿（スポンジ）にたとえ、それをギュっとしぼるようなイメージで、という説明があります。

ムーラ・バンダは背骨基底部のチャクラ（エネルギー変換器）からエネルギーを引き上げようとしています。そのため婦人科系の不調にとても効果的といわれています。

column

ヨガのおともに　香り・音楽・水

ヨガを楽しむ空間を、香りや音楽で気持ちよく演出したいですね。とくに香りは、内分泌系、自律神経系、免疫系、感情系に大きく作用し、脳にはダイレクトに、胃、皮膚、肺、鼻からは、血液を介して体にしみわたっていきます。そのため、合成由来の過剰な香りは避けたいものです。せっかくヨガを楽しむのに、空気が好ましくないのは残念。オーガニックと思って購入したアロマオイルなども、抽出方法が有機溶媒を使用している場合があるので、産地や収穫年度までしっかり明記されている信頼できる商品を選びたいですね。

インドヨガのBGMには、唱名（マントラ）や瞑想音楽を流します。瞑想音楽はゆったりしたテンポと穏やかな旋律、心が安定する平安なリズムのものがよいでしょう。じつに多種多様な楽曲が瞑想音楽ジャンルとしてあるので、インターネットなどで視聴してみてはいかがでしょうか。

さらに、水分補給もお忘れなく。ただし、お水を一度に大量に飲むとすぐに排出してしまうので、少しずつ飲んでください。細胞に浸透して体全体にいきわたります。

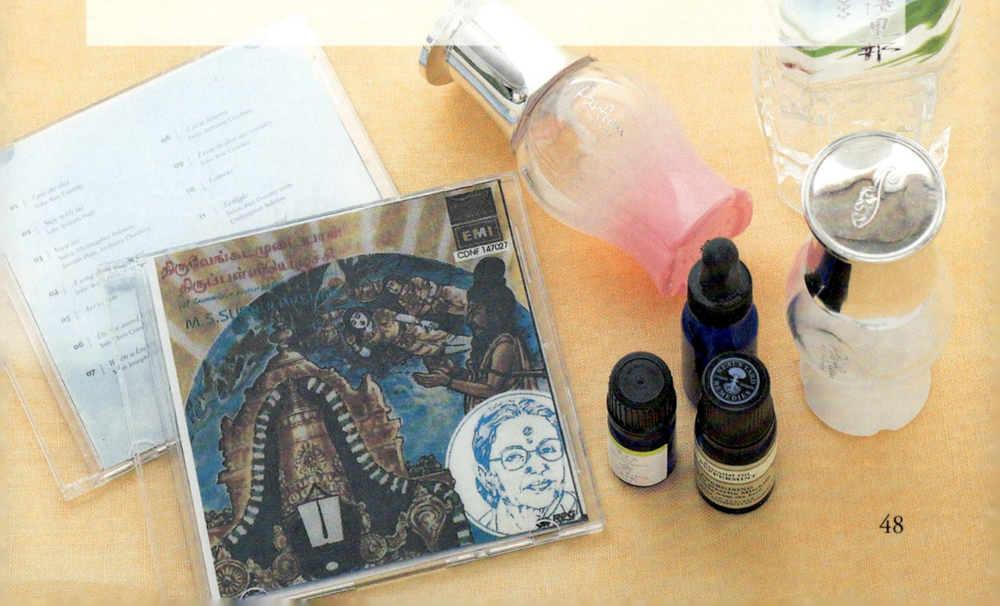

Lesson 3

ビューティヨガ

Beauty Yoga

ヨガは美容目的で作られてはいませんが、
キレイに効くエッセンスをたくさん持っています。
軸のあるスラリとした立ち姿、体の引き締め、
リラックス効果による表情の明るさ、
代謝改善によるダイエット効果などなど。
無理せず楽しく続けると
嬉しい効果が得られることでしょう。

骨盤ヨガでダイエット

アナンタ・アーサナ●昼寝のポーズ

ゴロ寝のポーズで、らくらくダイエット

代謝が落ちてくる四〇代以降にトライするダイエットでは、なかなか体重が減りません！　なぜなら加齢によるホルモンバランスの影響で骨盤が開いてくると（正確には仙腸関節のズレですが）、不安定な骨盤を支えようとして、体が〝脂肪の壁〟を築こうとするからです。骨盤が開くことのデメリットが強調されやすいのですが、デメリットばかりではないと私は思っています。体が丸みを帯びることで、トゲトゲした感じが軽減され、性格がまるくなると受容性も高くなります。とは言うものの、中年太りはどうしたらいいのよ？　という問題が残り、なかなか悩ましいところです。

ここでは、美容効果のあるアーサナをご紹介していますが、骨盤調整のメリットはダイエットのみならず、精神の安定にも役立ちます。理想型はハードなポーズですが、極らくらく型に至っては、寝転んでテレビを見ているオヤジの姿そのものというシンプルさ。なのに、自分の体重で股関節の大転子という骨のおさまりを調整しているという〝すぐれ〟ポーズです。

おすすめ準備運動

●足指まわし（P13）●股関節ねじりStep2（P16）
●肋骨のばし（P17）●喉のばし（P18）

理想型

アナンタ・アーサナはインドの神様・ヴィシュヌ神が、
宇宙創世前の永遠の海で、竜王のアナンタにのって
昼寝をしている様子をあらわしている、壮大でロマンチックなポーズです。
ポーズをとるときは決して“オヤジ気分”にならないでくださいね。
ヨガはつねに「意識」することからスタートします。
美しい碧い宇宙の海に浮かぶ伝説のアナンタと、
その上で優雅に昼寝するヴィシュヌ神になりきりましょう。

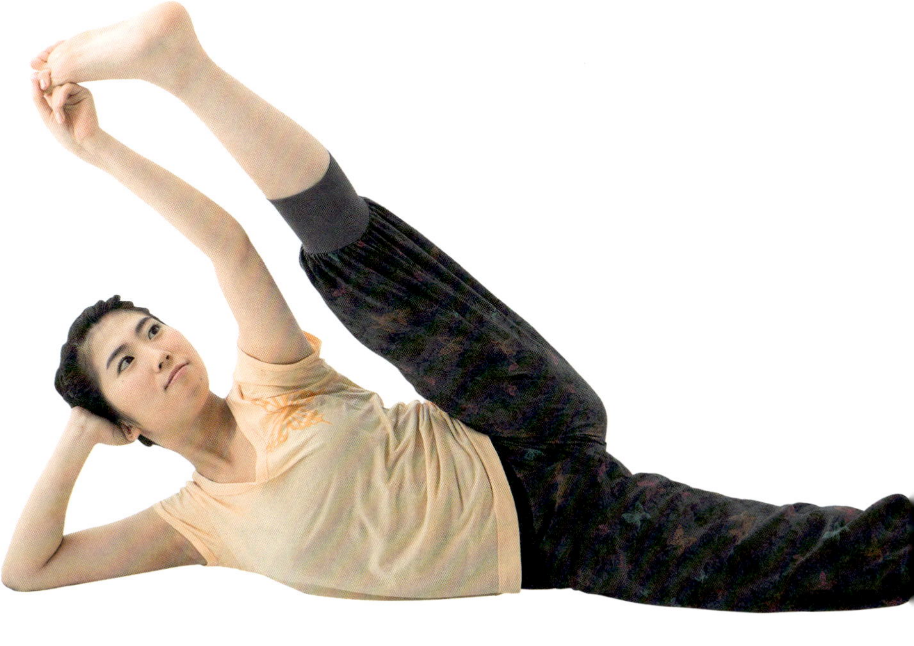

らくらく型

昼寝のポーズなので、ゆっくり時間をかけて、
体の重みで自然に骨盤を調整していきましょう。

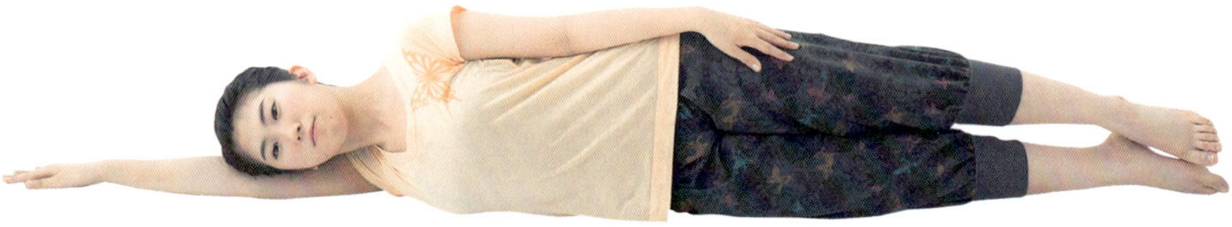

1 体側（体の側面）を伸ばして横に寝る

手のひらは上向きでも下向きでもよいが、右腕の上に頭が気持ちよくおさまるようにし、左腕は体にそわせる。呼吸は自然に。

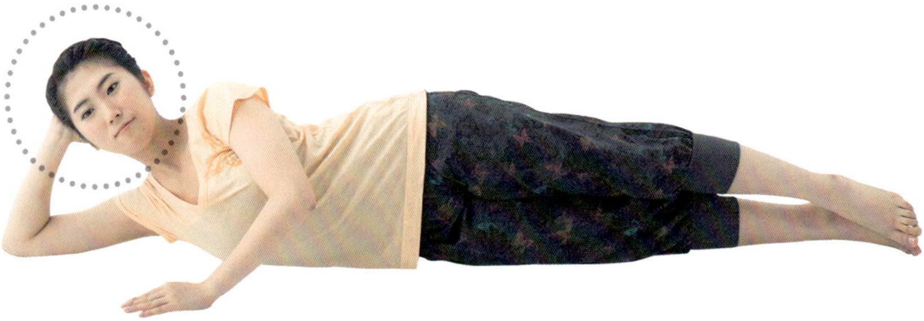

2 肘枕をして頭を支える

左腕を体の前に置き、右腕は肘をついて頭をのせる。このとき手のひらにおさまる頭や首の角度が心地よいように自分で調整する。

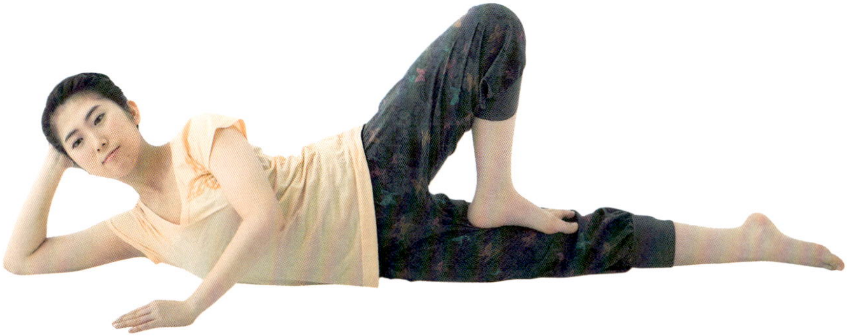

3 左足を右の太ももの上にのせる

ここでは、左足を右の太ももの上にのせているが、自分がラクな膝や足首の上などにのせてもよい。自然な呼吸をしながら1分ぐらい、この状態を続ける。

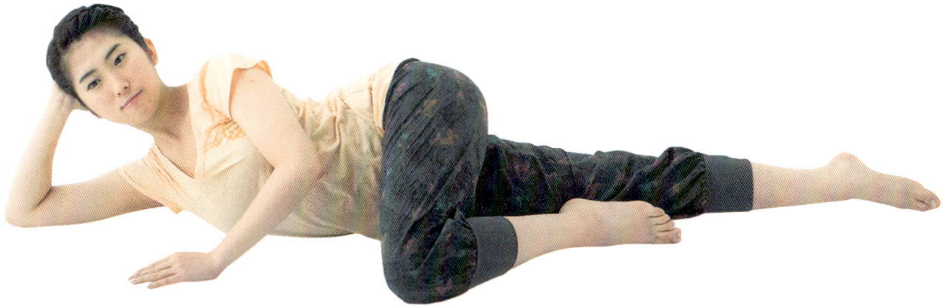

4 左の脚を体の前に倒す

3の体勢がつらいと感じる人は、いったん4のポーズをしてから3に戻ると、びっくりするくらい気持ちよくポーズができる。1から4まで、1～2分ほどかけてじっくりと動きを楽しむ。

Lesson Point

どれぐらいゆっくりかといえば、ワンポーズ最低30秒はかけて欲しいところ。グラグラしたらやり直してください。床の力で体側が伸びて中心軸ができるので、ボディにメリハリができますよ。

極らくらく型

股関節のおさまりがよくない人は、らくらく型3のように、
膝を立てるのはやりづらいでしょう。
いったん脚を前に倒すとラクになります。

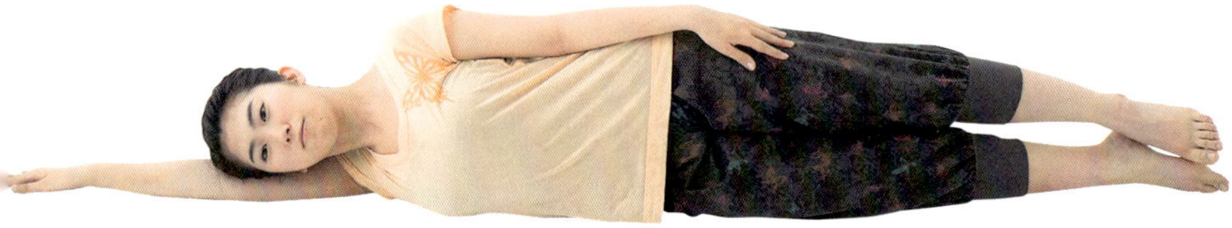

1 **体側を伸ばして横に寝る**

右腕の上に頭が気持ちよくおさまるように横になり、左腕は体の横にそわせる。呼吸は自然に。

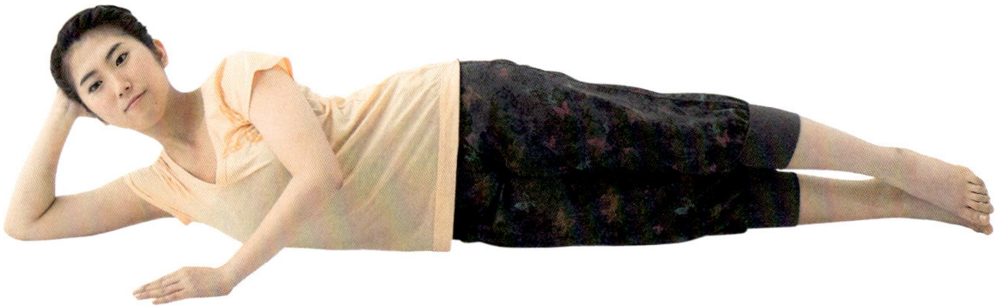

2 **頭を気持ちよく支える**

らくらく型同様、左腕を自分の体の前に置き、右腕の肘をついて頭をのせる。このとき、首がラクになるかどうかで、仕上がりが変わってくる。肘が痛い人は敷物を敷く。

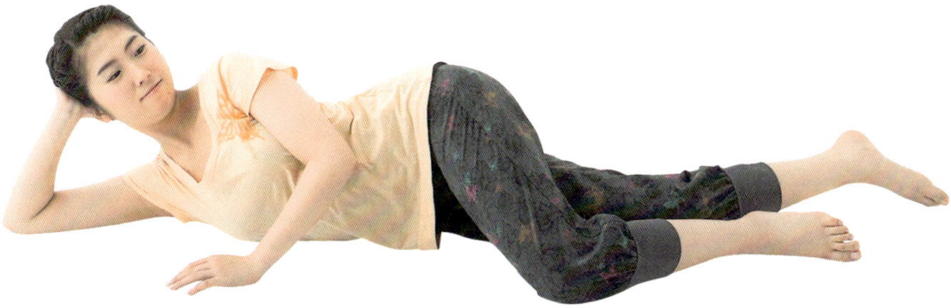

3 **左の脚を前に倒す**

脚を前に倒すことで、頭や頭を支える手首の角度が変わる。おさまりのいい角度に調整する。

Lesson Point

1 や 2 のように体側で体を支えると最初はグラグラします。たとえ前後に転んでもよいので、気持ちがよいと感じられる箇所を探してください。股関節の具合が悪い人は痛みが出ることがあるので、決して無理はしないようにしましょう。

深部筋を鍛えて美しい姿勢に

ブジャンガ・アーサナ●コブラのポーズ

姿勢の芯になる深部筋を、コブラのごとく引き締めましょう

インナーマッスルという言葉が登場する数千年前から、ヨガは表層筋（体の表面近くある大きな筋肉）ではなく、内側の深部筋（骨格に近い部位にある筋肉）の重要性に気づいていました。ゆっくりした動きと呼吸法は、インナーマッスルの訓練法には最適ですし、コブラはその代表的なポーズです。

同時にヨガでは、尾骨部分に巨大なエネルギーが宿っていると考えられているので、これをダイレクトに呼び覚まそうとしたものが、コブラのポーズです。古《いにしえ》の人々も心身の充実をはかるため、コブラの強靭な生命力を何としても手に入れたかったのでしょうね。

このポーズは背骨にそってはしる脊柱起立筋を鍛えたり、肋骨下にある腎臓系のうっ滞解消によく効きます。見かけは簡単そうですが、息があがるほどの強い緊張感を持っています。体幹部を鍛えることで、冷えやむくみも防止し、気分もピシッと締まるポーズです。

おすすめ準備運動

●足指まわし（P13）●股関節ねじりStep2（P16）・Step3（P17）
●肋骨のばし（P17）●喉のばし（P18）

理想型

コブラという勇ましい名前に比べ、
とても地味なうつ伏せスタイルです。
深部筋を鍛えるこのポーズは、
目に見えない部分に圧がかかり、
理想型では尾骨に強い力が集まります。
ここに力が入ると、コブラのごとく眉間が光ることも。
ヨガの真髄である内的な気づき——
体にエネルギーが通ってはじめて理想型になります。

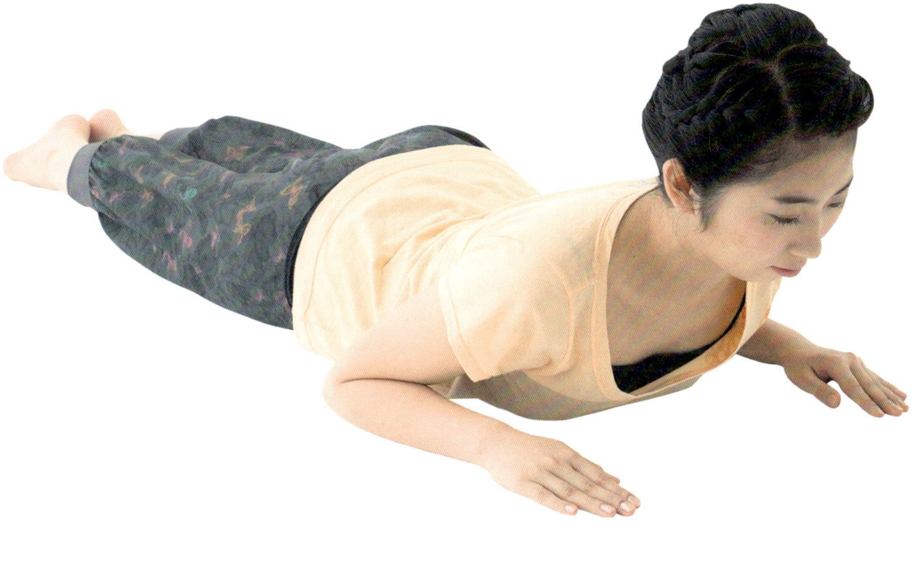

らくらく型

両脚を開くことで、理想型に比べるとはるかに穏やかになります。
動きは単純ですが、手順があるのでこのとおりにすれば、
インナーマッスルが鍛えられます。

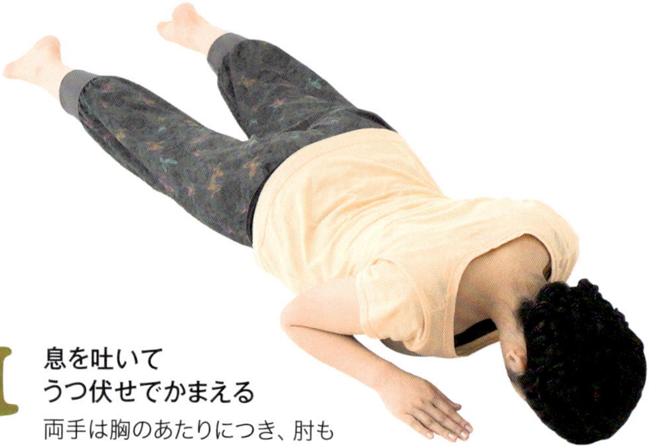

**1 息を吐いて
うつ伏せでかまえる**

両手は胸のあたりにつき、肘も床につける。脚は緊張をゆるめるために開く。

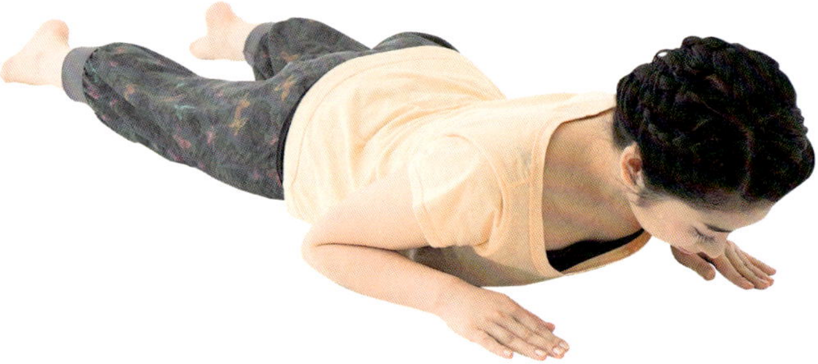

**2 息を吸いながら首を長く伸ばし、
胸を立てていく**

両手の肘と手はピタリと床につけて絶対に離れないようにする。コブラのごとく鎌首をもたげる。

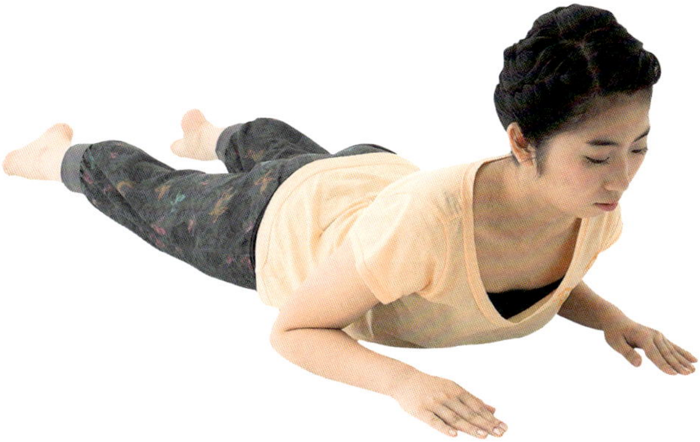

3 肘で床を押す

ここでさらに肘で強く床を押し、胸を立てていくと、首の後ろから背骨が気持ちよく圧縮される。できる人は喉を伸ばしてもよい。

※肩を上げようとしない。首を長く、肩をいからせないようにすることが大切。しばらくクンバカ（止息）してから、ふっと息をゆるめ、一度お腹をぐっとへこませてから**1**に戻る。

Check Point

足は伸ばしても、つま先を立てても、どちらでもOK。自分がラクなほうをチョイスしてください。

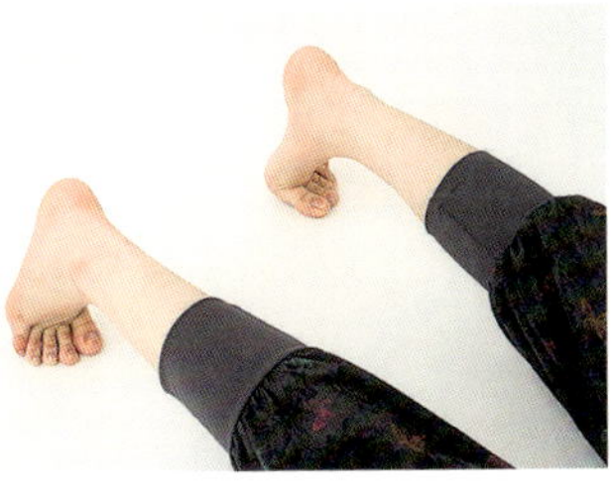

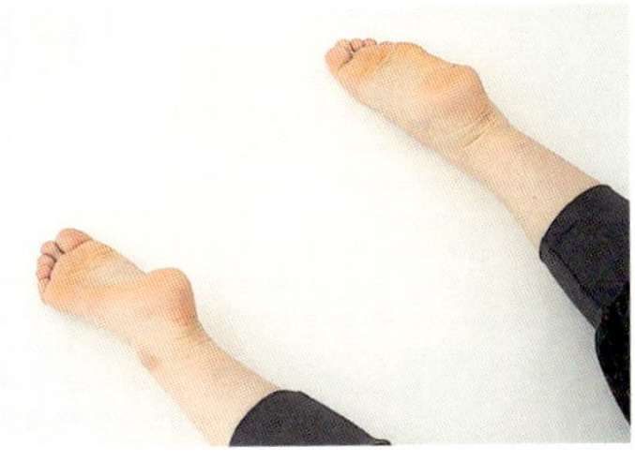

Lesson Point

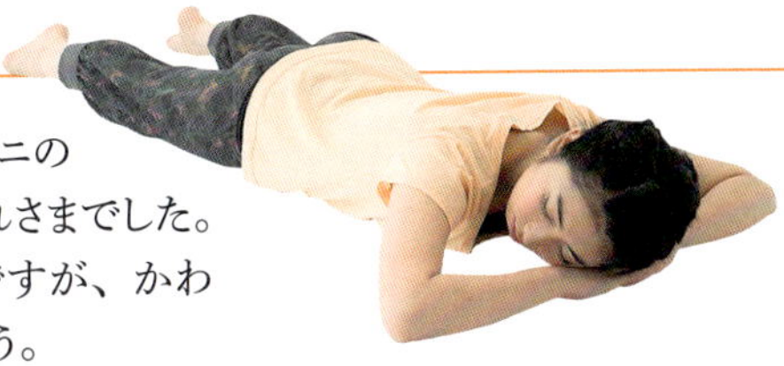

３回ほどやったら必ずこの「ワニのポーズ」でお休みをします。お疲れさまでした。ワニもコブラ同様に獰猛なはずですが、かわいいのんびりしたワニになりましょう。

極らくらく型

理想型よりハードっぽい？　極らくらく型には珍しい派手ポーズ。
気持ちがよいので、思いっきり楽しんでやりましょう。

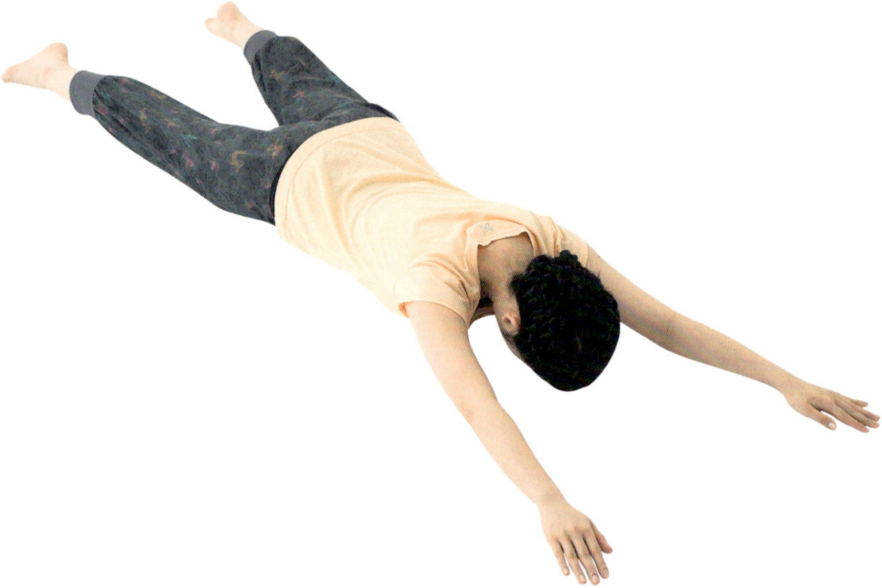

1

手足をどーんと広げ、息を吐いて準備

息を吸いながら手で床を押す。床を手で押すと自然に上半身が起きてきて、後頭骨から尾骨まで、背骨が気持ちよくはっきりした感覚になってくる。

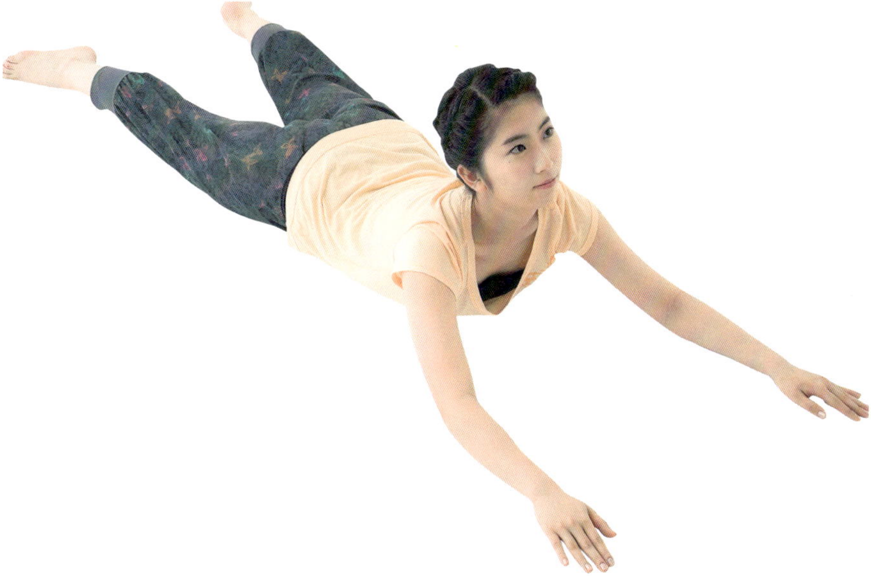

2 胸を立て、喉を伸ばして開く

喉を開くために、首の後ろが詰まらないように注意する。つねに息が風のように通っていることが大切。5秒ほどクンバカ（止息）してキープしたら、息を吐きながら1に戻る。2回続けて行い、らくらく型同様「ワニのポーズ」でお休みをする。

Lesson Point

このポーズは呼吸がとても大切です。呼吸ができていないと、インナーマッスルが鍛えられずに、固いしこりのような表層筋をつくることになるので、いつも以上に呼吸を大切にしてください。

恋がかなうデコルテライン

カポータ・アーサナ●鳩のポーズ

美しいデコルテラインは、女性に自信と輝きを与えます

鳩のポーズの理想型を見ると、無理、無理と思ってしまうことでしょう。とくに「大きな鳩」は超絶技巧柔軟型です。

ではなぜここに登場させるかといえば、私は密かに、鳩のポーズには女性の魅力を高め、「恋力」をアップさせる魔法の力があると考えているからです。胸骨の間（あるいは心臓の位置、または心臓と対称の位置にある右側）をアナーハタチャクラ＝魂の座と呼び、ヨガでは愛を象徴するエネルギーポイントです。ここが不調になると、パートナーを必要としていたとしても、上手に愛情を発信することも受信することもできません。人間関係がもつれやすく、うつ病などの発症にもつながってくるとも言われています。

この魂の座が、メンタル面で不調を抱える方やスピリチュアルに関心を持っている方々から、注目されるのもうなずけるところです。

理想型のポーズを見るとびっくりされるでしょうが、らくらく型では、無理なくカポータ・アーサナの恩恵を味わっていただけるようにつくってあります。

おすすめ準備運動

●足指まわし（P13）●股関節ねじりStep3（P17）●肋骨のばし（P17）
●喉のばし（P18）

理想型

胸開きの基礎になるのが、Lesson２でご紹介したモヤモヤ解消の
フリダヤ・アーサナ（P22）です。
胸骨の意識を高めてから始めると、よい準備になります。

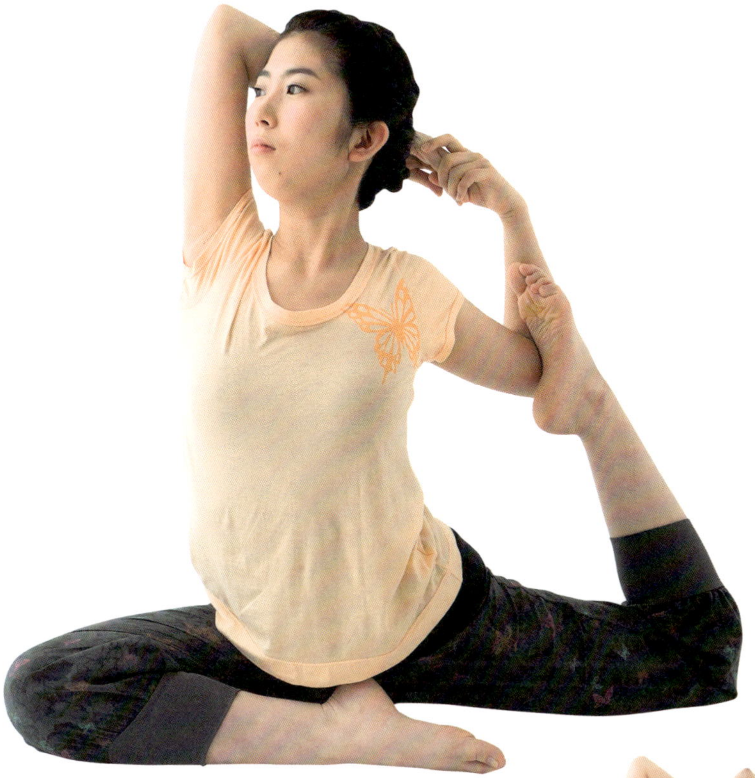

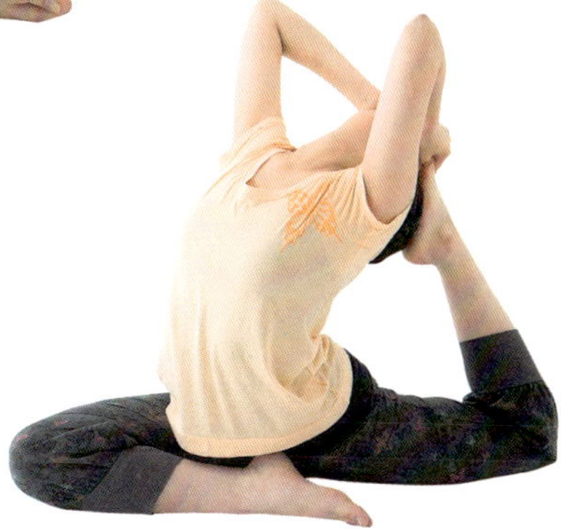

▶大きな鳩

カポータ・アーサナはふつう左右の胸を片方ずつ開きますが、大きな鳩では一気に両胸を解放していきます。

らくらく型

バストアップと美しい鎖骨ラインを意識しながら胸を開く。
内側からも外側も女子力がアップすること、間違いなし!

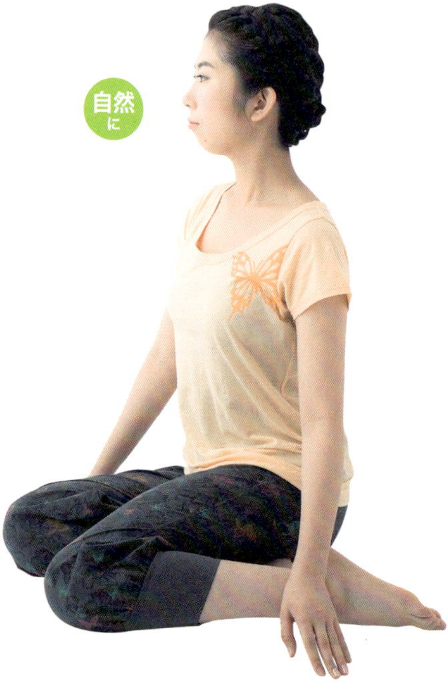

1 横座りでかまえる

まず正坐をしてから、
腰をずらし横坐りになる。

Lesson Point

2は内ももを伸ばすので正直かなりキツイかもしれません。その場合は膝をゆるめて調節し、3には進まず2でストップしましょう。これだけでも肋骨が広がるので十分効果があります。痛みがあるとケガにもつながるので、即中止！としてください。

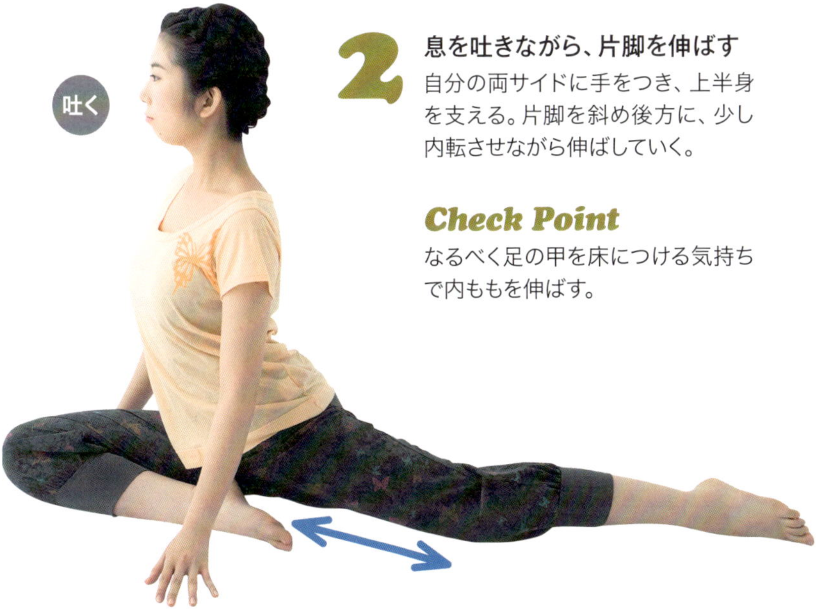

2 息を吐きながら、片脚を伸ばす

自分の両サイドに手をつき、上半身を支える。片脚を斜め後方に、少し内転させながら伸ばしていく。

Check Point

なるべく足の甲を床につける気持ちで内ももを伸ばす。

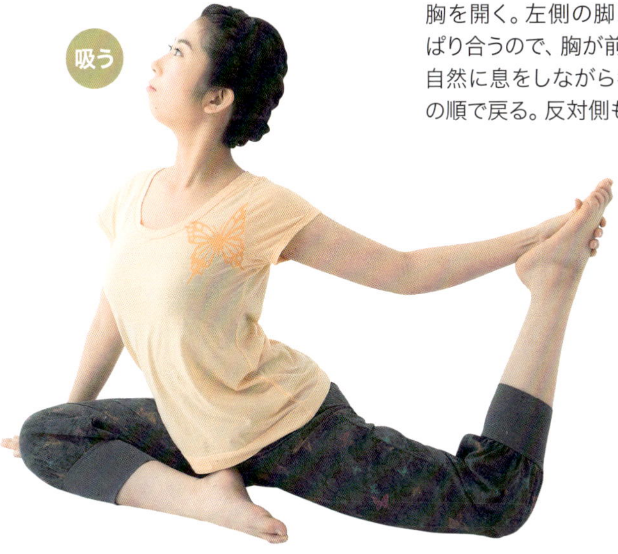

3 息を吸いながら、手で後ろ脚を支え、胸を開く

左手で、膝を曲げた左脚を支え、左側の胸を開く。左側の脚と胸が強い力で引っぱり合うので、胸が前後左右に開く。数秒自然に息をしながらキープし、3→2→1の順で戻る。反対側も同様に行う。

極らくらく型

公園にいる穏やかな鳩のように、
気持ちよく胸を上げましょう。

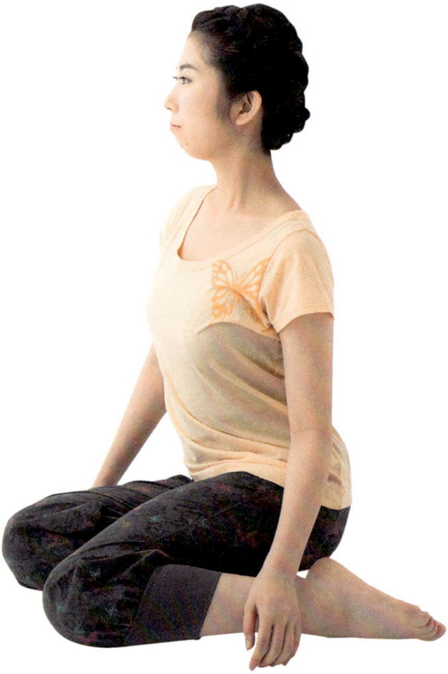

1 横坐りでかまえる

まず正坐をしてから、
腰をずらし横坐りになる。

Lesson Point

注意したいのが、喉を伸ばし胸を上げようとすると首の後ろがガクッと落ちてしまうこと。これは準備運動（P18）でも書きましたが血圧を急激に上げ、めまいを起こす危険があるので絶対に気をつけましょう。

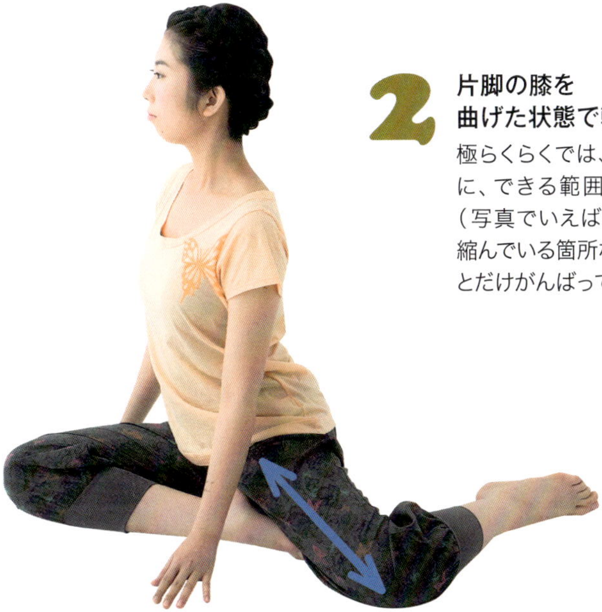

2 片脚の膝を曲げた状態で軽く伸ばす

極らくらくでは、脚は伸ばしきらずに、できる範囲で内ももを伸ばす（写真でいえば左脚）。ここは普段縮んでいる箇所なので、ほんのちょっとだけがんばってみましょう。

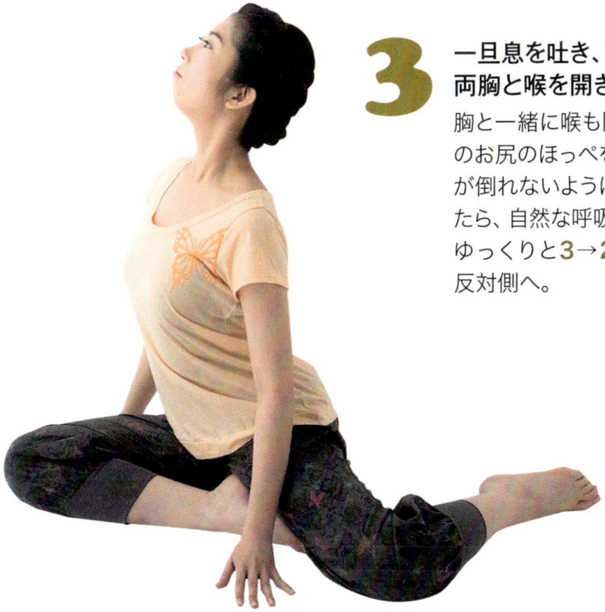

3 一旦息を吐き、両腕で床を押し、両胸と喉を開きながら吸気

胸と一緒に喉も開く。なるべく両方のお尻のほっぺを床につけ、上半身が倒れないようにする。胸が上がったら、自然な呼吸で5〜6秒キープ。ゆっくりと3→2→1の順で戻り、反対側へ。

顔のリフトアップと首のたるみ防止

シンハ・アーサナ●ライオンのポーズ

本気の舌出しで、美人になりましょう

目的は顔と首のコリ、とくに喉のコリを取ることです。そうすることで表情筋がやわらくなります。不要なコリが取れれば、リンパの流れがよくなり、表情美人になります。

もともと素晴らしい瞑想がやってくるためには、顔のコリを取らねばならないと考えたサドゥ（出家したヨガ修行者）たちが、何千年もの時間をかけて研究開発したものです。

ライオンという名のとおり、なかなか迫力にみちた顔になりますが、呼吸が大事となることはここでも同じ。ライオンがすごんでいる舌を出すポーズでは、勢いよく舌で顎をなめにいきながら、「はーーっっ」という一気に息を吐き抜く気合いが必要です。

本気で舌を出して、息を吐ききれるようになると、バストが一気に上がり、お腹ポッコリも解消、扁平足まで改善されるとのことです。これは口腔外科の専門医からうかがいました。

恥ずかしがらずに、思いきってライオンになってみましょう。

おすすめ準備運動

●足指まわし（P13）●喉のばし（P18）●目の呼吸法（P19）

1 **足の指を立ててかまえる**
足指が痛い人は、正坐で。

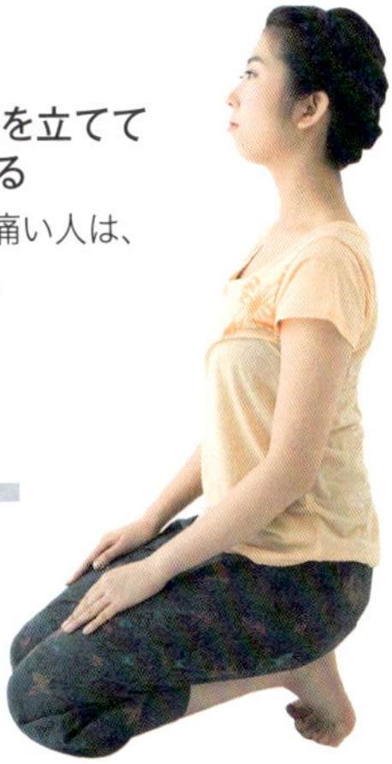

2 **下腹から息を全部吐き抜く**
背中を丸くして、息を全部吐き抜く。

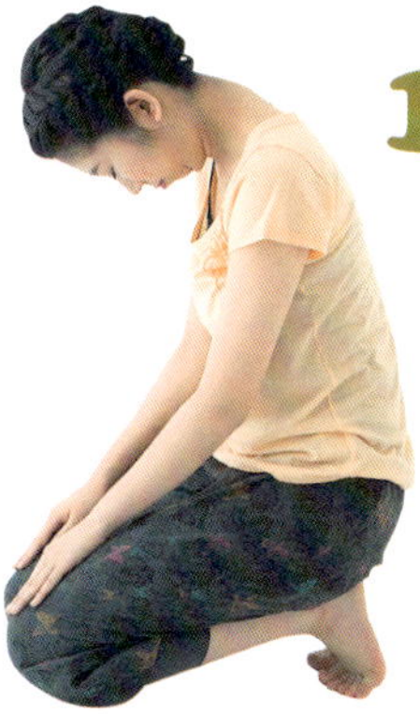

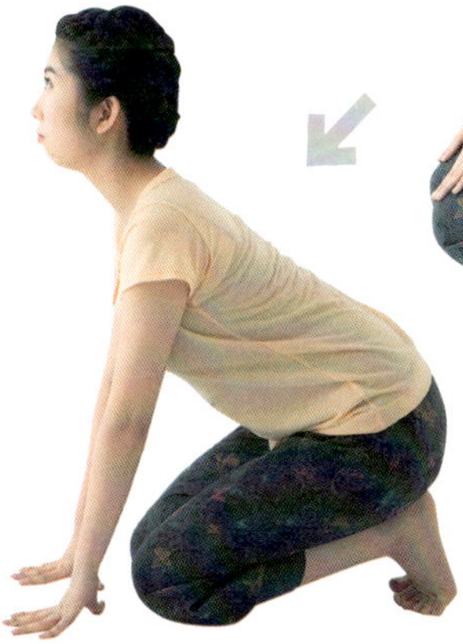

3 **目は額を見にいくようにして息を吸う**
肺の奥深くに息を吸いながら、目は額を睨みにいく。実際には自分の額を見ることはできないけれど、そこは気合いを入れて。

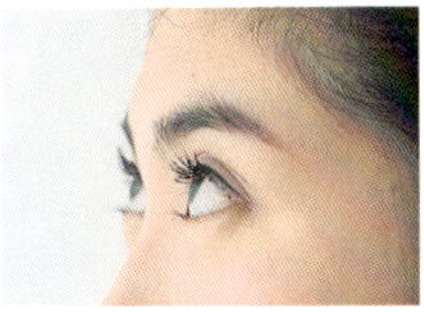

Check Point
思いきって上を見る。

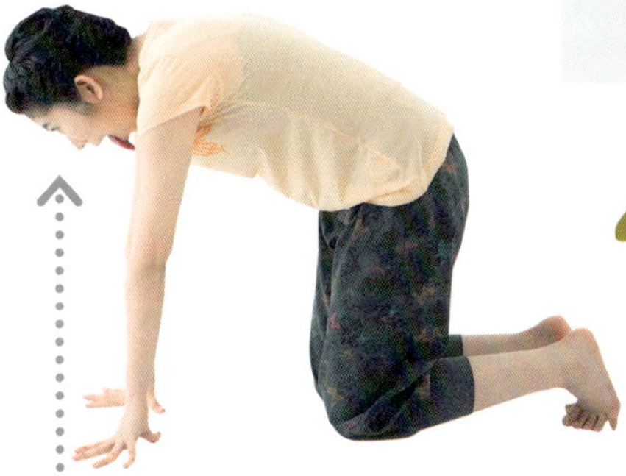

4 **顎を舌でなめにいくつもりで一気に息を吐く**
この姿勢は膝立ちに近くなっているが、踵からお尻がちょっと浮くぐらいにすると、下腹部と胃の裏が引き締まり、お腹ポッコリの解消になる。3回繰り返す。

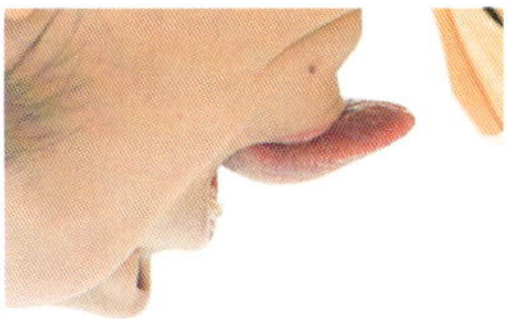

Check Point
一気に息を吐ききる。

Lesson Point

このアーサナに慣れたら、変化形を付け加えましょう。
〈**顔のリフトアップ**〉 **3**のポーズのときに顔のパーツを中心に集める。
〈**首の老化防止**〉 **4**のポーズのときに顎を鎖骨の間につけて、喉の刺激を強める。

二人でヨガ

家族やパートナーと組んで楽しむ調整ヨガをしてみませんか?
相性のよい者同士だと、やってもらう人も、やってあげる人も、
気持ちがよいものです。
とくに、やってあげる人は、相手のためにと気負わず、
自分の気持ちよさを大事にしてください。

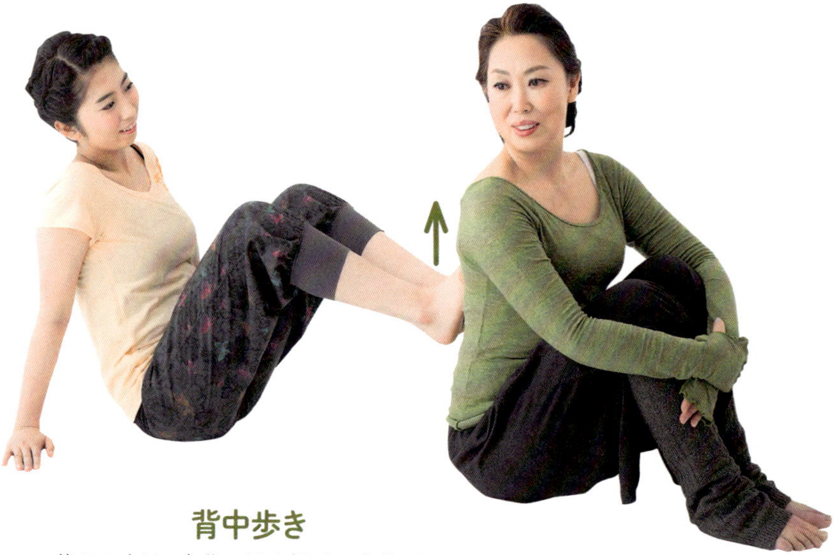

背中歩き

後ろの人は、自分の足を相手の背中で温めてください。お尻からどんどん背中をのぼっていきます。肩甲骨より上は、仰向けに寝転ぶほうがラクでしょう。

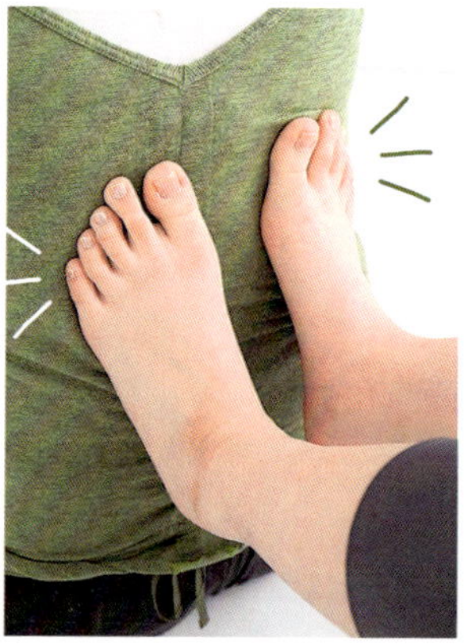

背中足踏み

足指、踵も使い、揺らしたり、踏んだりしてください。たまにお相手の要望もきいてあげましょう。最後は相手の肩に足をのせたり、足裏を背中にぴったりくっつけても。

腕ブランコ

お互いがラクなように手をつなぎ、ブラン、ブランと気持ちよく揺らします。

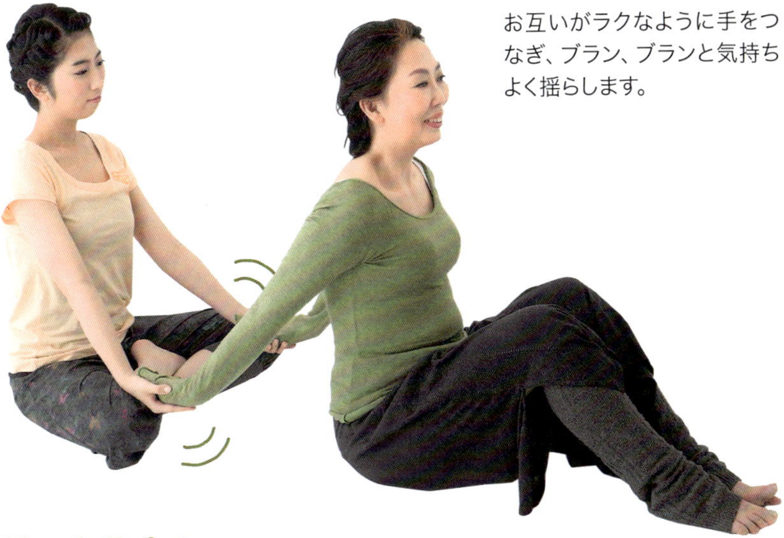

Check Point

気持ちいいと感じられるようになると、前の人の腕が勝手に動き出すかもしれません。後ろの人は、ただついていってあげましょう。リラックスすると体が喜んで遊び出します。とてもうまくいっている状態なので、終わったあとは心も体もスッキリすることでしょう。

手のつなぎ方は自由に選んでください。

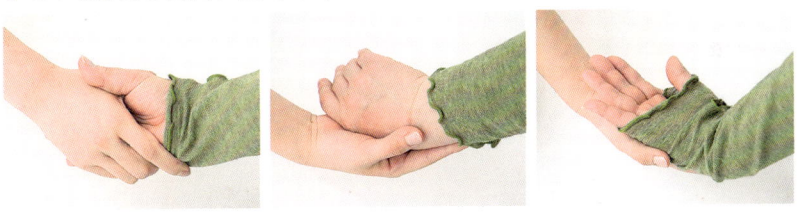

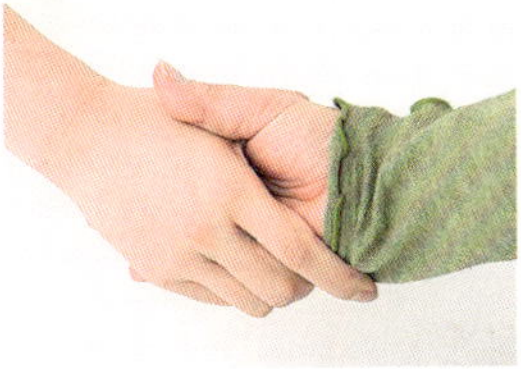

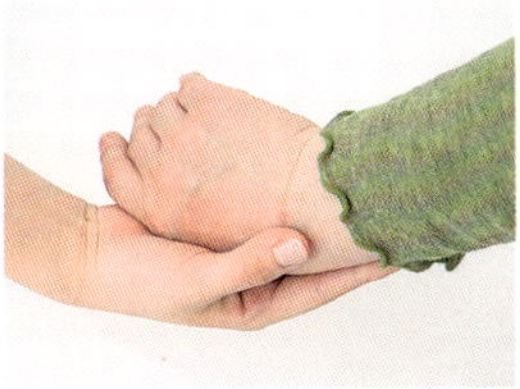

Lesson Point

最後の仕上げに手と手を重ね、相手の背骨を首下から腰まで軽く気を通すように３回ふわっとさすります。そして「お・し・ま・い」と言って少し強めに背中を両手で叩いてください。ハイ、交代。

お休みヨガ

疲れた心と体を静かに休めてあげましょう。
究極のらくらくポーズでリフレッシュ

シャヴァ・アーサナ＝死体のポーズ

インド人は横寝をする民族で、仰向け寝は大往生を意味するそうです。本来は両脚を伸ばすこのかたち。胸をラクにしたいので、脇の下に卵一個分のスペースをつくります。全身の力が抜け、無駄な思考のない、とてもリラックスした状態です。

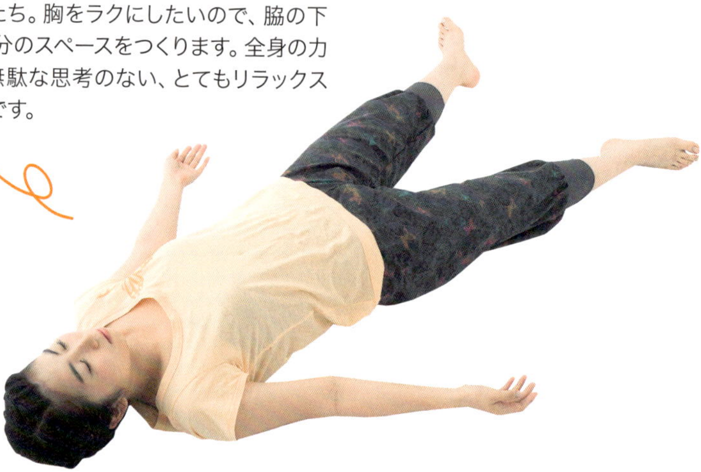

シャヴァ・アーサナの膝立てポーズ

腰の調子がよくない人は膝を立てたほうがずっとラク。しばし心に休息を与えましょう。呼吸はなるべく下腹部で自然な感じで。

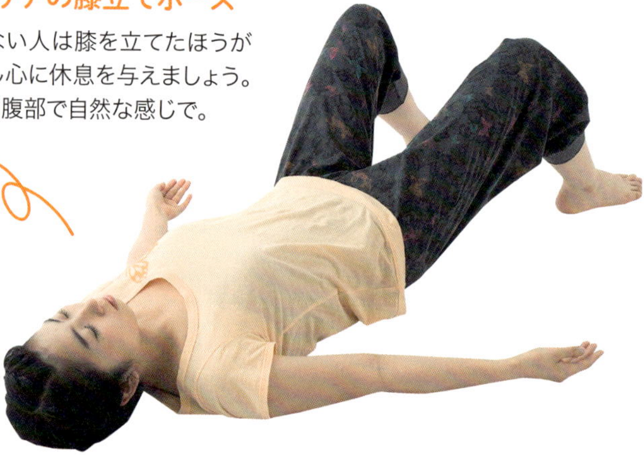

自由気ままに自己流シャヴァ・アーサナ

これは見た目のかたちにはとらわれない脱力優先型です。疲労困憊している人や、腰痛などがあるときには、シャバ・アーサナも辛いと感じることもあります。そんなときは、お好きなポーズで。

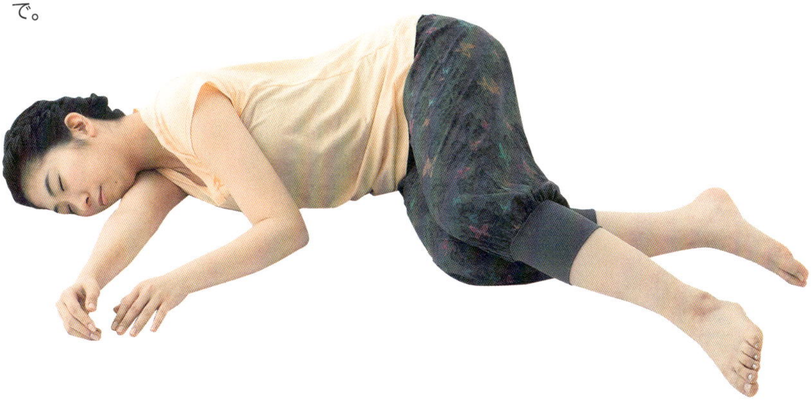

イスを使ったシャヴァ・アーサナ

両方の脚をイスにのせただけでこんなにもラクなのか、という感動のポーズです。本来シャヴァ・アーサナは究極のポーズで、脱力しつつも意識が全身にいきわっている状態です。初心者は心地よさからスタートしましょう。

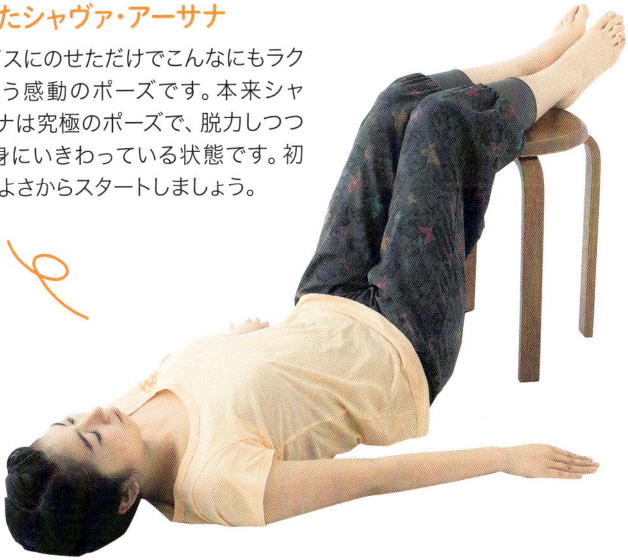

column

肘湯、指湯でホッとひと息 全身浴より効く部分浴

パソコンや携帯電話疲れは、目や腕の疲れと肩こりに直結します。眼精疲労の回復やスムーズな睡眠導入にアイマスクも効果があるようですが、手軽にできる肘湯と指湯が私のおすすめです。かたくなっていた筋肉がゆるみ、コリがほぐれて呼吸もラクになることにびっくりされることでしょう（緊張が抜け過ぎて眠くなるほどです）。

さらにだるくなっていた指の動きまで軽快になります。指浴は自宅でもオフィスのデスクでも、小さなボウルやマイカップを使ってできます。42～45°Cぐらい、自分が心地よいと思える温度で、できれば3分程度浸してください。終わったら軽く指のストレッチをすると、首、肩、肩甲骨がぐっとラクになります。ぜひお試しください。

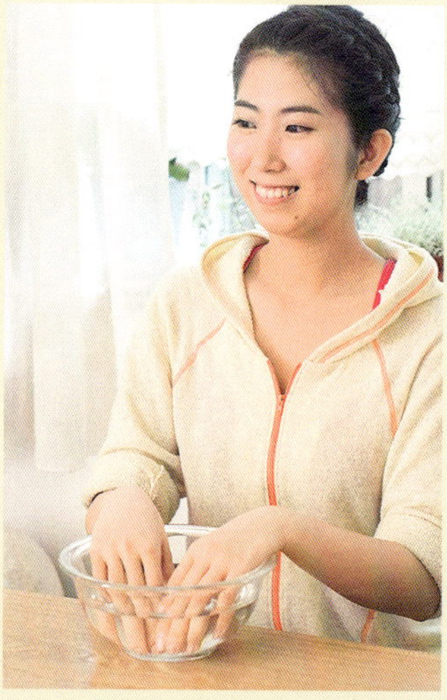

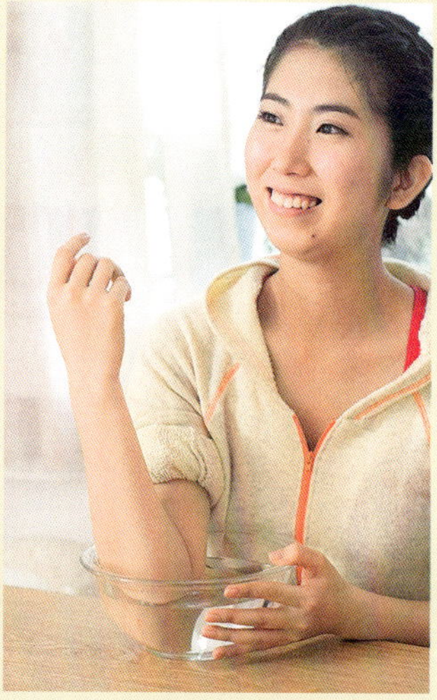

※指のストレッチのやり方はP81に掲載

Lesson 4

ヘルシーヨガ

Healthy Yoga

体の痛みは「どうぞ私のことを気にかけてください」
という大切なサインです。
痛みはつらいものですが、
体がよくなりたくて動き出しているきざしです。
きちんと耳を傾ければ、自分の体が変わりますよ。

頭痛の悩みから解放される

シルーシャ・アーサナ●頭立ち

頭頂、手の指先、足の指先——体の先端部から毒出ししましょう

つらい頭痛の手近な対策といえば、鎮痛剤服用による対処療法でしょう。でも、頻繁に服用するのも不安ですよね。

ヨガではまず頭頂を刺激します。頭頂には多くの経絡《けいらく》（気の流れるルート）が交わる「百会《ひゃくえ》」のツボがあり、インドではアーディパティパルマと言って万能のツボとされています。ここを押せばうっ滞を起こしているすべての経絡が開くといわれています。でも、あまりに頭のコリがひどくなると、頭頂刺激には痛みを伴うことがあるので、らくらく型では、穏やかに刺激するアーナサをご紹介することにします。

また、現代医学ではリンパや血液を通って老廃物が外に排出されると考えますが、ヨガでは体の先端部から直接、毒が出ていくというとらえ方をします。頭痛がひどいときは、刺激を与えすぎないように、まずLesson 1のパワンムクタ、13ページの足指まわしをして、足先から毒出しをしてください。この章では毒出しに効く手指の準備運動もご紹介します。

おすすめ準備運動

●足指まわし（P13）　●足裏踏み（P13）　●肋骨のばし（P17）

●喉のばし（P18）　●目の呼吸法（P19）

理想型

一見、頭だけで体を支えているように見えますが、
実際は肘と頭頂と足先の3点で、バランスよく支えています。
大切なことは、頭頂を刺激しながら頭と首を気持ちよくつなげ、
首に負担をかけないことです。
ここでご紹介するアーサナは、穏やかな刺激で、
首や頭を休めることをポイントにしています。

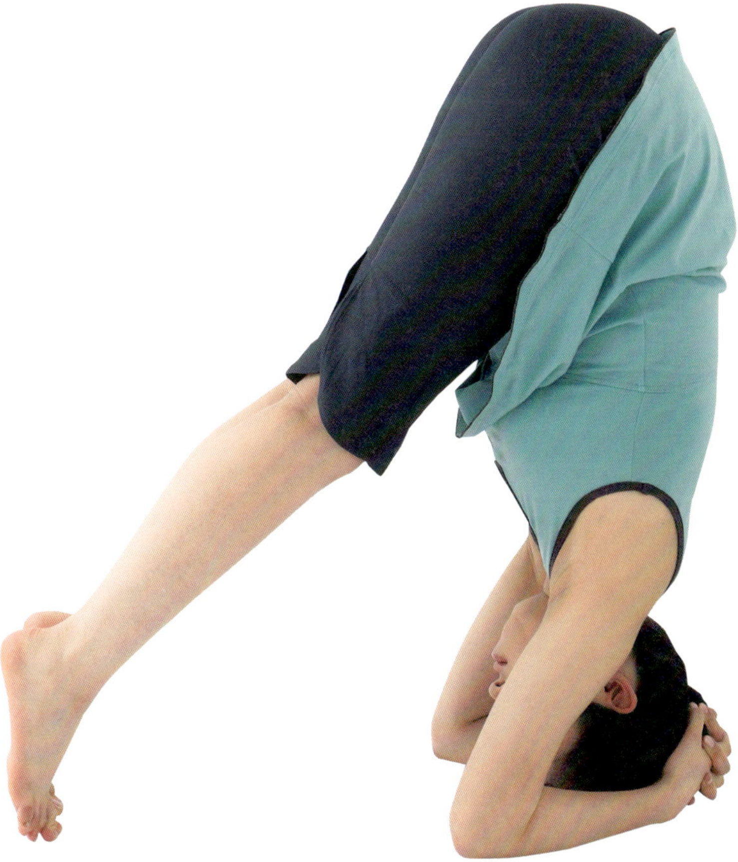

らくらく型

頭頂には万能ツボの「百会」があるので、ここを刺激すれば全身の経絡が開き、ツマリが解消されます。

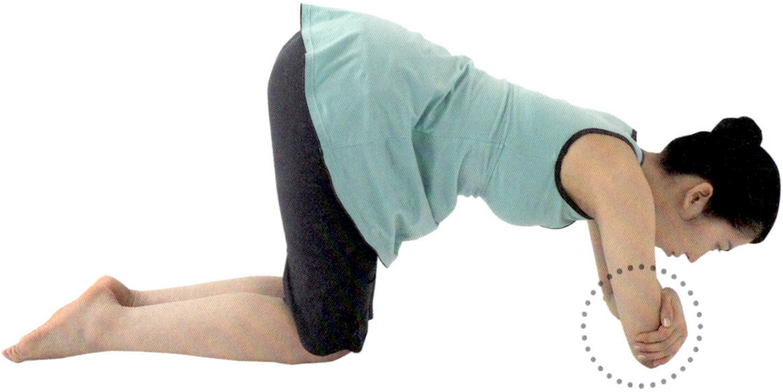

1 肘をきちんと設置する

両肘と両膝を床につけしっかりかまえる。肘が動かないようにするために、両肘を抱いて確認する。

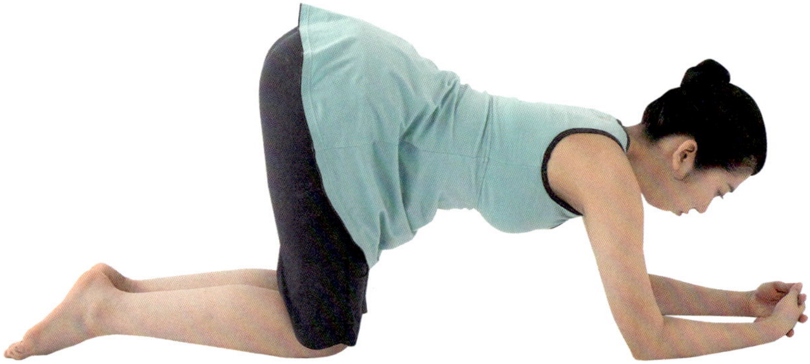

2 両手で頭の支えをつくる

両手の指を根元からしっかり組んで、頭頂を床につけるための支えをつくる。

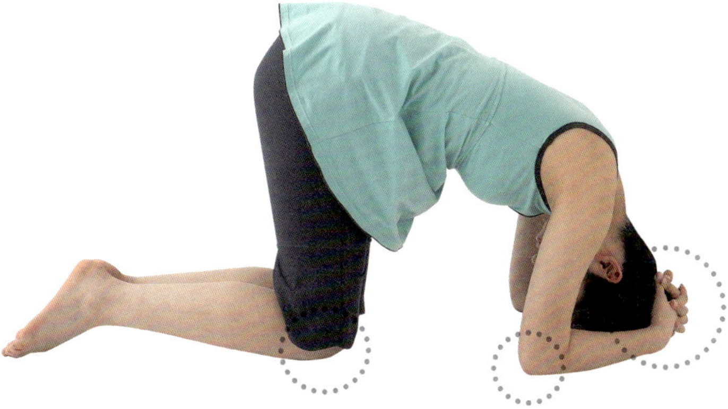

3 膝、肘、頭の3点でバランスよく支える

頭頂が気持ちよく刺激されるように床につける。余裕のある人は、腰をほんの少し前後左右にゆっくり動かすと、床と接触する頭頂、前頭、左右の側頭がマッサージされる。ただし、絶対に強く押しつけたりしないように。このポーズは刺激が強いので 20秒以上はやらない。

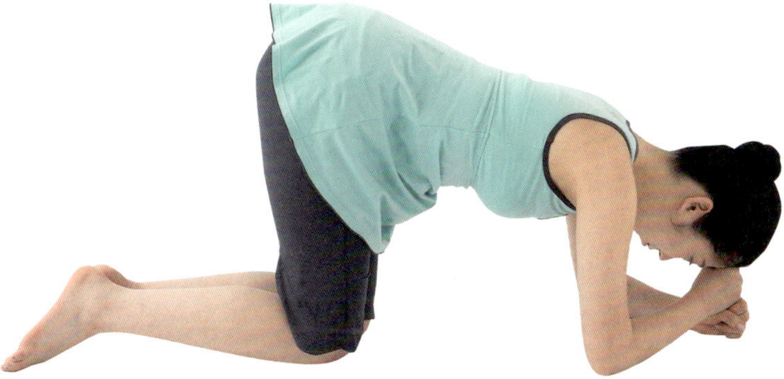

4 必ずお休みのポーズをとって終わる

握りこぶし2つを縦に重ね、腰と頭が一直線になるようにしてしばらく休む。

Lesson Point

1 ～ 4 まで呼吸は自然にします。ここで一番大切なのは、4のお休みのポーズです。これが“きも”なので、きちんとやりましょう。頭と首のつなぎ目はとてもデリケートな部位なので、くれぐれも無理をしないようにしましょう。1 ～ 4 まで呼吸は自然にします。

極らくらく型

頭と首に休息と癒しを与えるポーズを、
3パターンご紹介します。

〈頭痛解消のお休みのポーズ〉

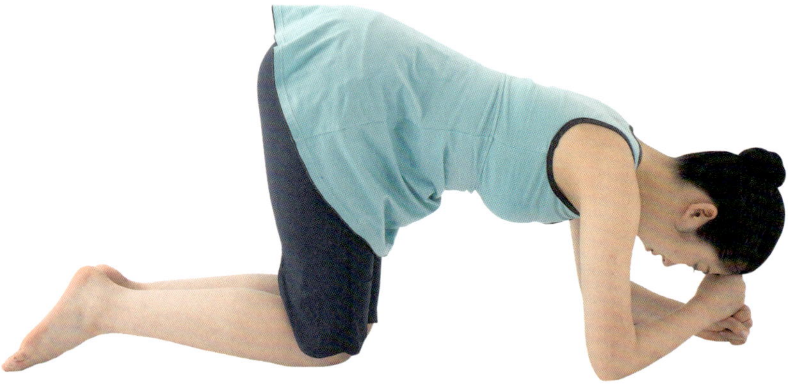

らくらく型のお休みのポーズだけをしましょう。にぎりこぶしを重ねておでこに当てる。息を鼻から吸って、その息を背骨を通して腰までもっていくイメージで。あとは自然に吐く呼吸を続ける。

〈首と頭のお休みのポーズ〉

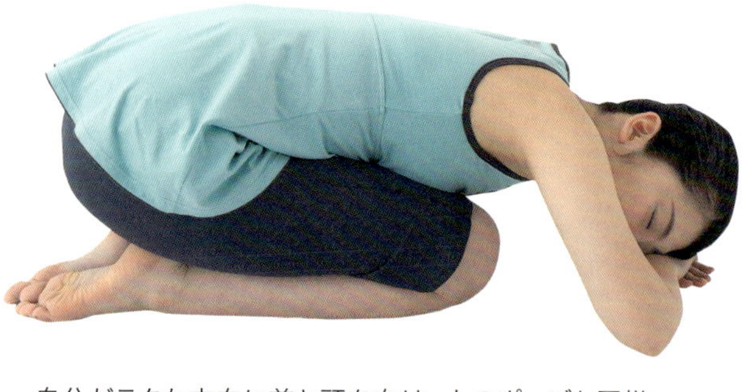

自分がラクな方向に首と頭を向け、上のポーズと同様に息を鼻から吸って、その息を背骨を通して腰までもっていくイメージで。あとは自然に吐く呼吸を続ける。

〈骨盤を開いてお休みのポーズ〉

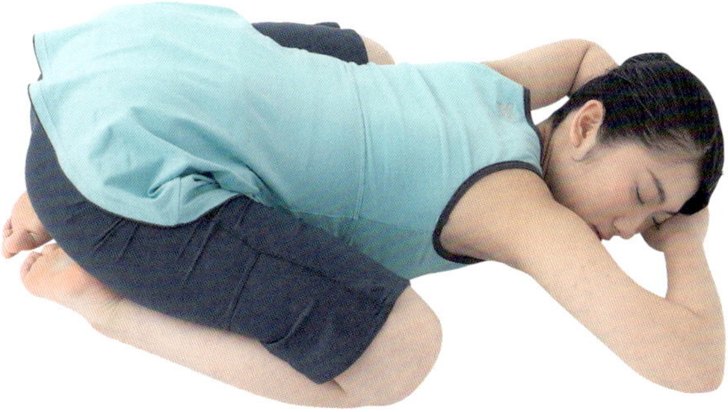

〈首と頭のお休みのポーズ〉の変化形。女性は脚を開くとラクな人が多いので、このかたちをとり、右ページと同様の呼吸をする。

Lesson Point

心理的な疲労は手の指先の爪と皮膚の間から出ていくと考えられているので、ゆっくりと指先をほぐしましょう。モヤモヤが頭から指先を伝わって外に出ていくさまをイメージし、静かに呼吸をしましょう。

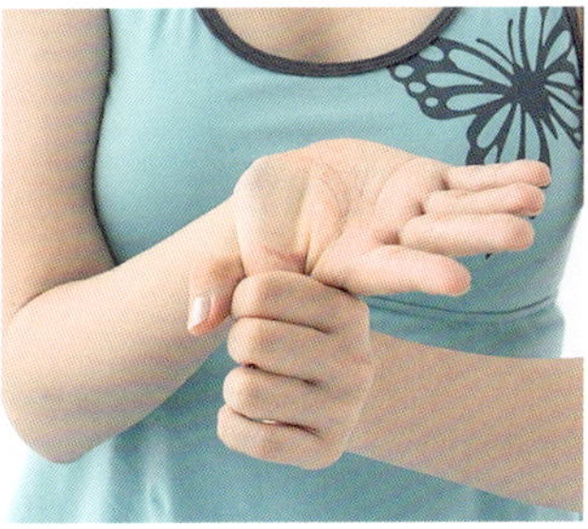

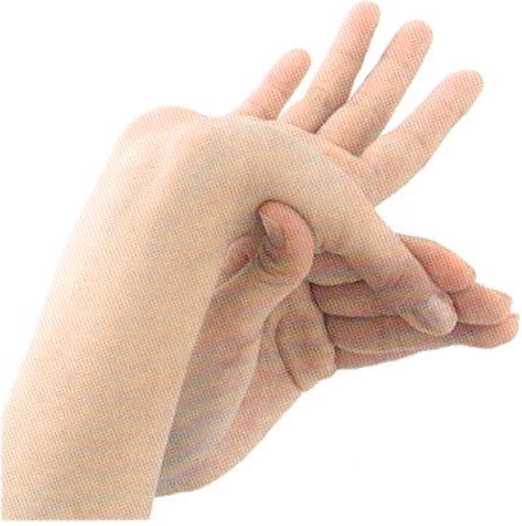

指のストレッチ
親指を支点にし、手のひら部分をじわーっと広げるようにする。
指の間の水かきをしごくのも、おすすめです。

つらい腰痛をなんとかしたい

マールジャラー・アーサナ●ネコのポーズ

ヨガの達人のネコに学びたい、腰痛解消のアーサナ

ヨガのポーズには動物、虫、植物の名前がついているものが多く存在しています。昔のインド人たちは、動物たちのまねをすれば、その動物の持つ特殊能力が自分たちにも乗り移ると考えました。そこで、腰痛とは無縁のしなやかな背骨の持ち主であるネコの姿をまねすれば、腰痛知らずになれそうだと思ったのでしょう。

このマールジャラー・アーサナはたくさんの変化形を持った有名なポーズです。しかもネコは伝説的なヨガの達人としてのエピソードもあります。

昔、ある有名なヨガの先生に、ひとりの弟子が「私はもっとヨガがうまくなりたいのです。どうすればよいのでしょうか」と尋ねたところ、その先生はふっとその場から消えるとネコを抱いて現れ、ネコを床に投げてこう言ったそうです。「彼にすべてを学べ」と。

おすすめ準備運動

●足指まわし（P13）
●骨盤ねじりStep1・2（P15）
●喉のばし（P18）●目の呼吸法（P19）

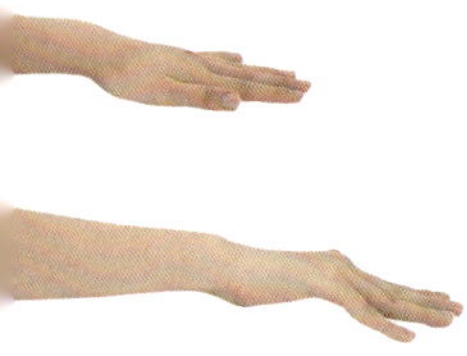

理想型

ネコのポーズには何種類かありますが、
理想型として、ここでは腰を伸ばすポーズを取りあげました。
首や肩にひずみがある人は、
このポーズによって痛みが出るので、
次ページでご紹介するのは、
首、肩、腰の動きが均等にラクになる
動きにしています。

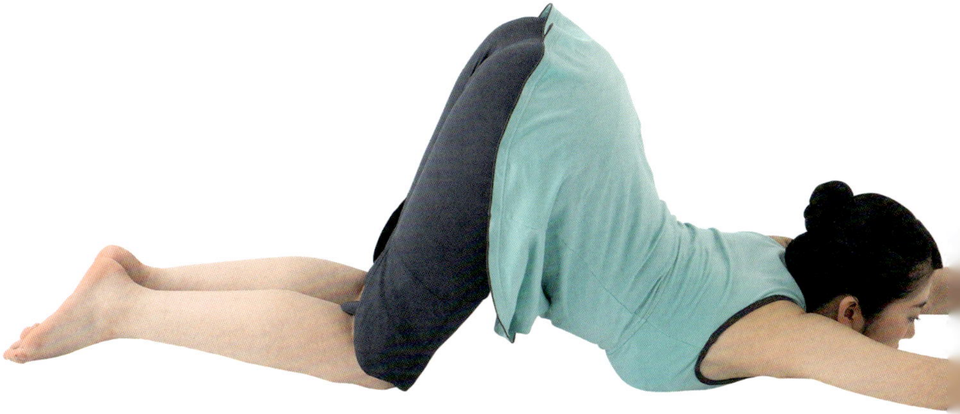

らくらく型

頭、首、肩甲骨の間をスッキリさせれば、腰はラクになる。
ネコ先生の動きをひたすらゆっくりまねしましょう。

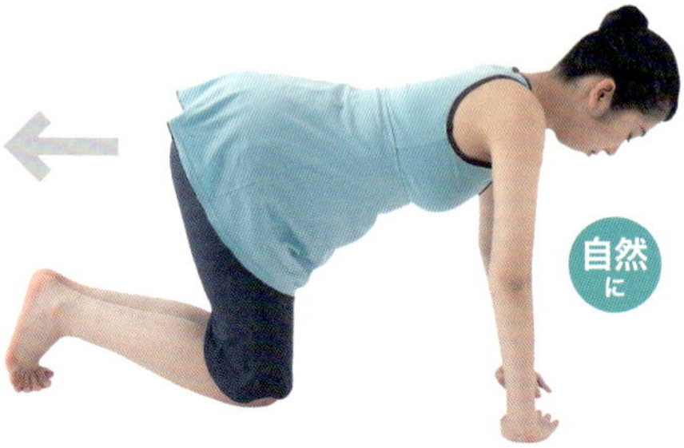

1 スタート
肩下に腕、腰下に膝を置く。膝が痛い人はタオルを床に敷く。足指は写真のように立てても、甲を床につけてもどちらでもOK。

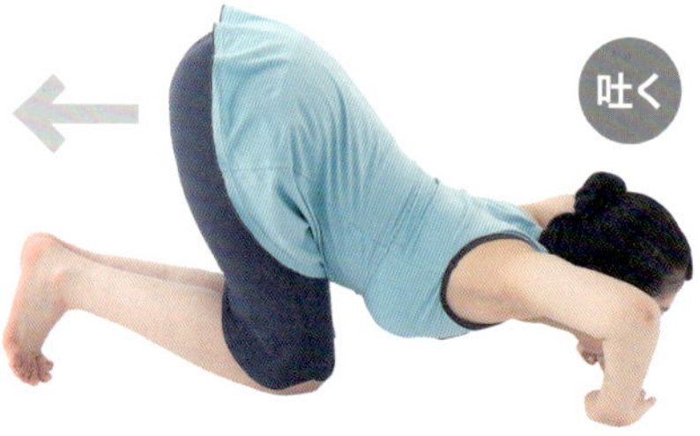

2 首と胸を床に近づける
思いきって上半身を床に近づける。腕だけで支えるのがつらければ、おでこやあごをつけてもよい。

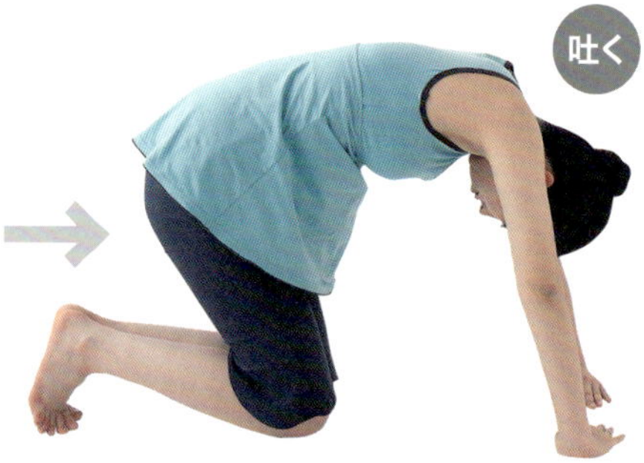

7 猫背をつくり、息を吐ききる
肩甲骨の間をできるかぎり広げ、猫背をつくる。お尻、腰、肩甲骨、首の後ろ側がまあるく長～くなる。疲れた方は 1 に戻って終了。楽しいと感じた方は2に戻って続ける。

Lesson Point

このポーズも気持ちがよいと感じたら、数回続けてください。背骨の椎骨と椎骨の間にスペースができることによって、体がラクになります。

手首の向きは、ご自分のやりやすいかたちでOK。

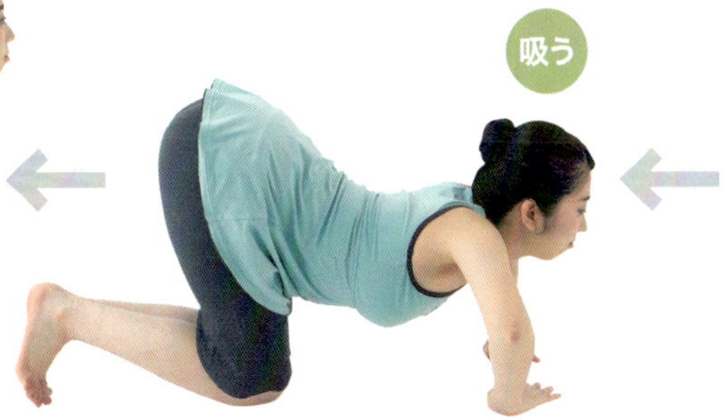

3 喉と胸を立てるように起こす

息を吸いながらバストを引っ張り上げるように胸を起こす。胸を広げているので背中は縮む。

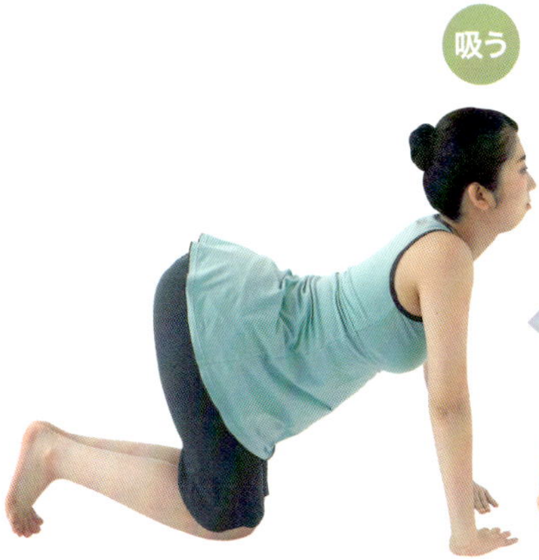

4 腕をピンと伸ばし、できるかぎり喉を伸ばす

肘が曲がっているとこのかたちにはなりません。肘を張って手で床を押し、膝も床を押す。

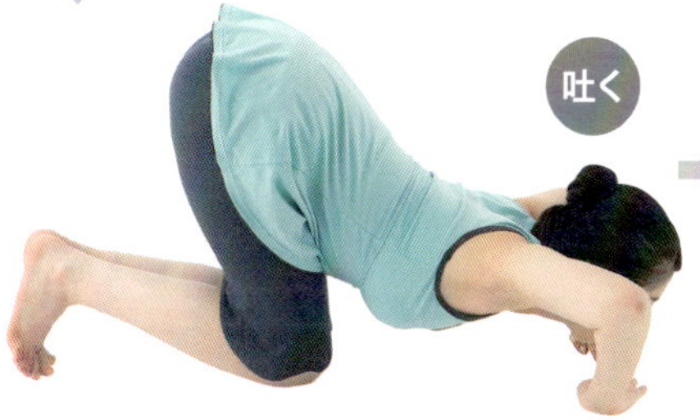

5 2と同じ形になる

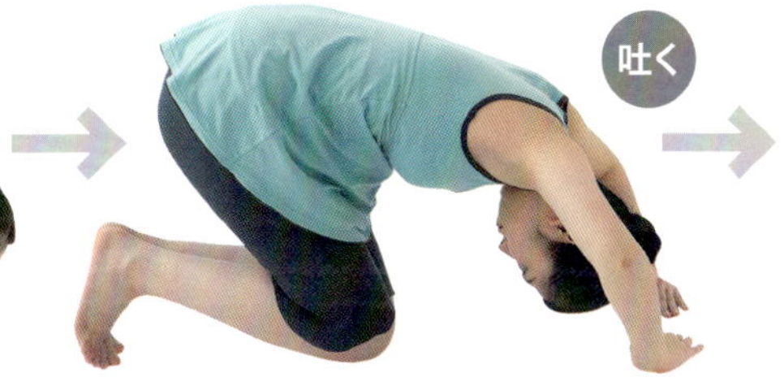

6 お臍をのぞくようにして背中を丸めていく

これは猫背になることで、首、肩、腰を脱力するのがねらい。

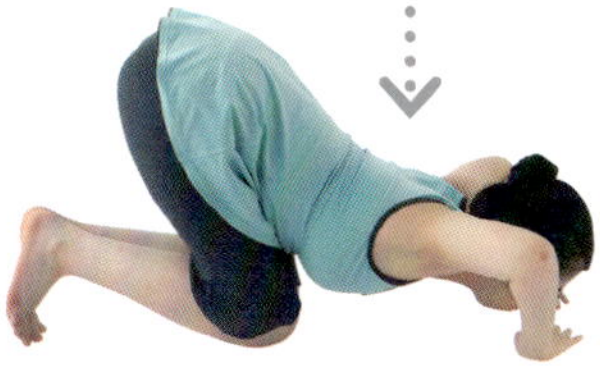

Check Point

腕で支えるのがつらければ、2と5で、顎かおでこをついてしまってもかまいません。

極らくらく型

ネコ背になってネコの背骨の気持ちになりましょう。

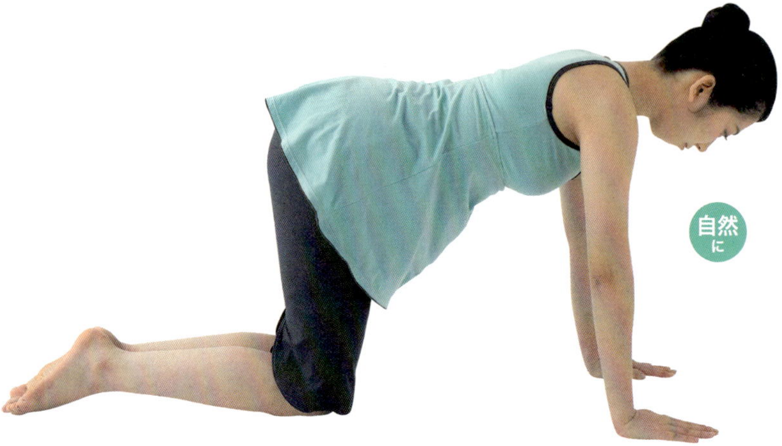

1 **スタート**

肩下に腕、腰下に膝を置く。
膝が痛いと感じる人はタオルを床に敷いて。

2 **息を吸いながら、胸を立て喉を伸ばす**

息にのって矢印の動きのように腰のほうから背骨を引き伸ばしていく。そうすることで胸と喉が自然と伸びる。

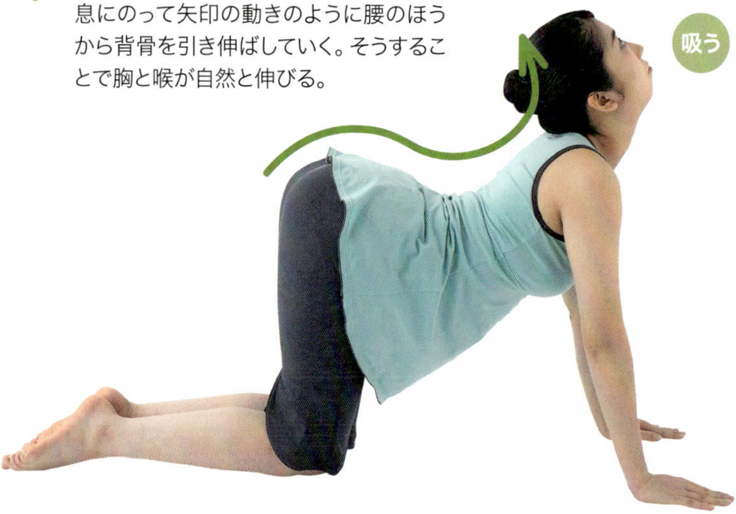

3 息を吐きながら、首を脱力して猫背になる

息を吐きながら頭と首を脱力し、矢印の方向に背骨を丸くする。このとき肘が曲がらないように腕でしっかり床を押す。続けられるようであれば、呼吸とともに2と3をゆっくり繰り返す。

Check Point

3のときも、お尻からスタートしますが、コリがひどい人はこの動きはやりにくいので、首の脱力からスタートしても OK です。

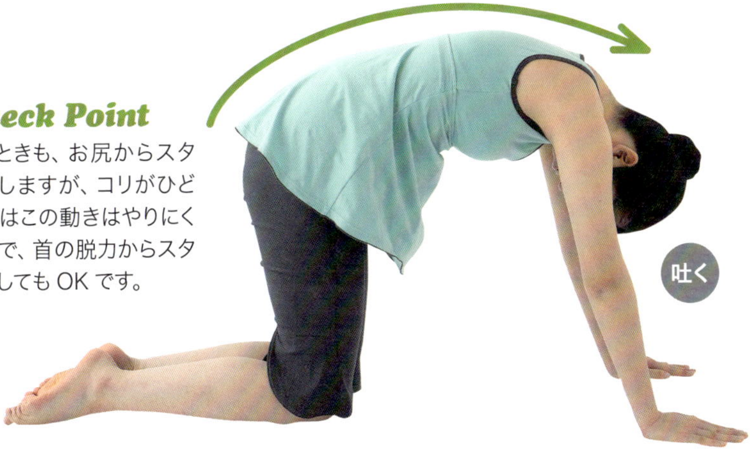

Lesson Point 1

床にやわらかい敷物を敷き、肘を曲げて顔を載せると、完成型のできあがり。痛みを感じるまで追いつめないように工夫することが大切です。

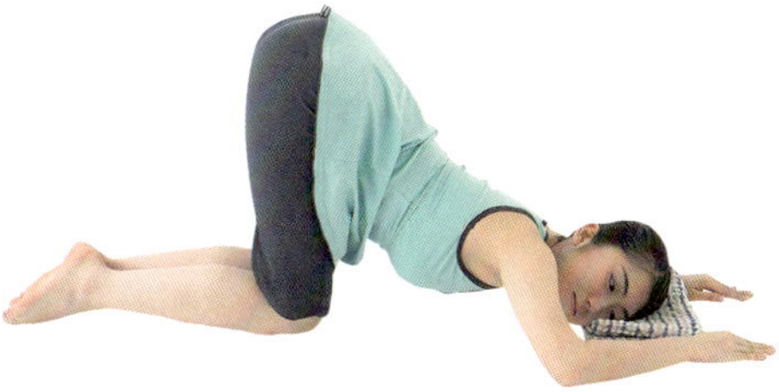

Lesson Point 2

ネコのポーズをすると、首、肩、上腕、肩甲骨の間の背骨の詰まりによって腰に負担をかけていることがわかります。体が全部つながっていることが実感できるでしょう。

肩甲骨を呼吸でほぐす

ゴームカ・アーサナ●牛の顔のポーズ

四十肩、五十肩の人に笑顔が戻る。肩甲骨に宿る魔物が退散する究極のポーズ

インドの郊外に行くと、国道や幹線道路を野良牛が悠然と歩いている光景に出会います。飼育されている牛ではなく、野良。バスと人力車と牛が渾然一体となって道路を行きかう、これぞまさしくインドです。牛はそれほどに神様として、インドの人々の尊敬を集めています。このゴームカ・アーサナで「牛」神様のご利益を戴いて、肩こりを吹っ飛ばしましょう。

とは言うものの、現代人がかかえる眼精疲労の影響で固まってしまっている首と肩甲骨は、まさに魔物の住処のごとくで、一筋縄ではほぐれてくれません。そのため、ここではお助け道具を使ったアーサナをご紹介します。

インドヨガでは足の裏で床の板目を読め、というほど、研《と》ぎすまされた身体感覚が要求されます。そのため道具を使うことをあまり好みません。ところがその昔、ヨーロッパやアメリカにヨガを伝えたアイアンガーという名前の「アイアンガーヨガ」の創始者は、欧米人とインド人との体質の違いに音《ね》をあげ、古い因習を破って道具を使い始めました。この日本でも極楽気分でラクしましょうね。

おすすめ準備運動

●足指まわし（P13）●骨盤ねじり（P15）●肋骨のばし（P17）●喉のばし（P18）

理想型

このゴームカ・アーサナは、腕を上から背中にまわし、
その手を下からまわした手で握ることが完成型と思われていますが、
大切なことは、両手がつながっているという意識を持つことです。
無理をして手をつなぐことがベストではありません。
息がラクにでき、肩甲骨がほぐれて
気持ちがいいと感じられることを優先しましょう。

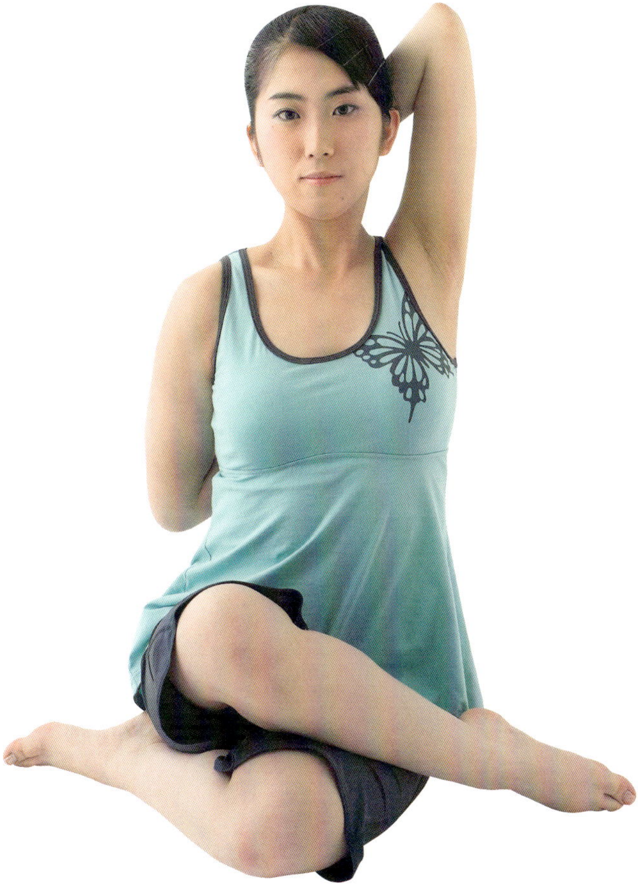

らくらく型

ストール（タオルでもOK）を腕の延長として意識。
かたちを追わず、呼吸がラクになると、
肩甲骨がほぐれて心地よい満足感が得られます。

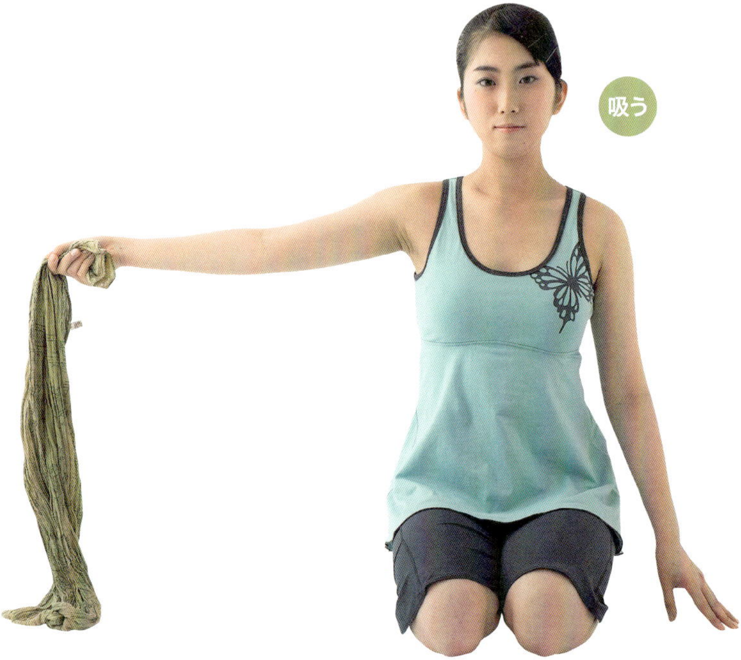

1 息を吸いながら腕と胸を広げる

坐法は正坐でもイスに座っても何でもよい。胸と肩甲骨の延長に腕が伸びているように意識する。

Lesson Point

ゴームカ・アーサナは背中で手をつなぐことが目標になってしまいがちなポーズで、そうした指導もよく見かけます。けれでも首肩周辺の詰まりは呼吸でも十分ほぐせるので、呼吸を「見に行く気持ち」で行ってみてください。

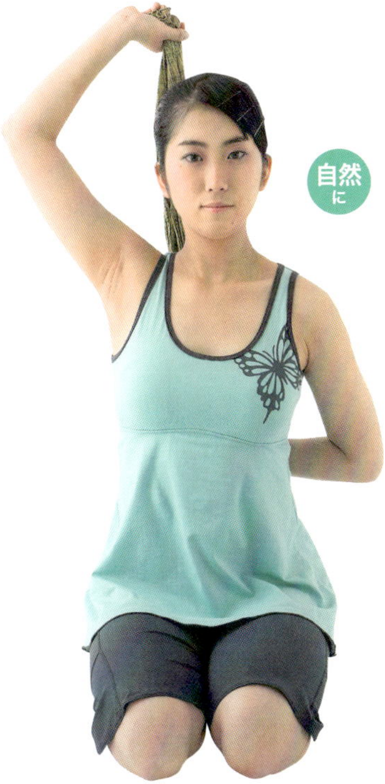

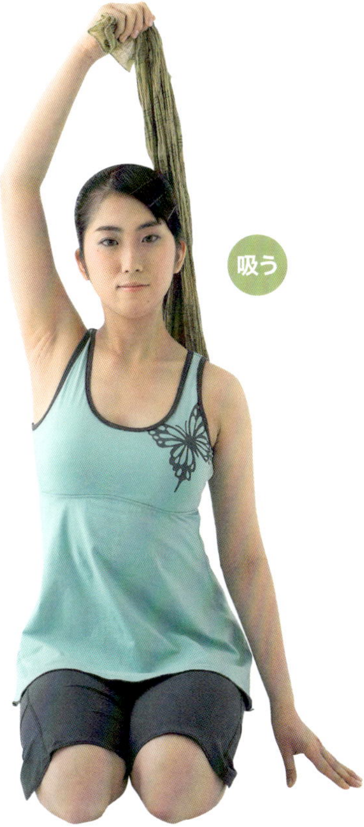

3 反対の手で ストールの裾を迎えにいく

もう一方の手でストールの裾をつかむ。自然な呼吸をして首、肩、肩甲骨、背骨がゆるむのを感じる。一息ついたら息を吐いて、反対の腕も同様に。

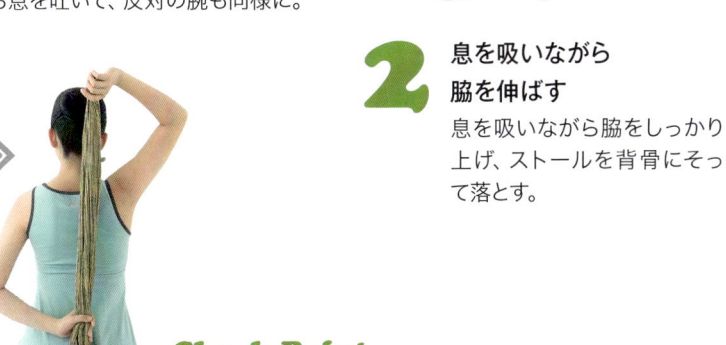

2 息を吸いながら 脇を伸ばす

息を吸いながら脇をしっかり上げ、ストールを背骨にそって落とす。

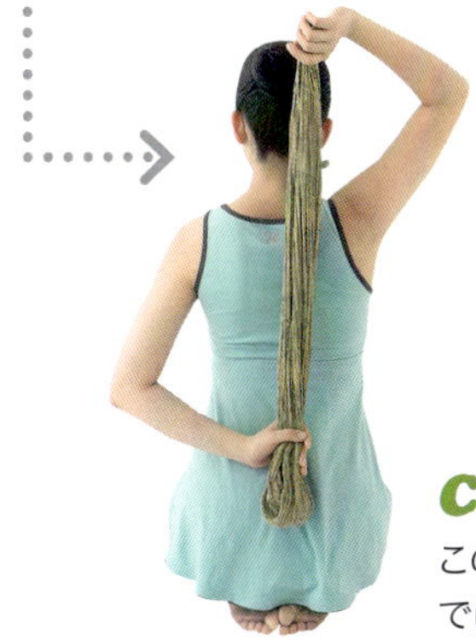

Check Point

このとき反り腰にならないように注意。反り腰では呼吸が浅くなり効果が得られません。

極らくらく型

これもイスに座って行っても十分楽しめます。
いち押しの究極のラクさを体験してほしい!

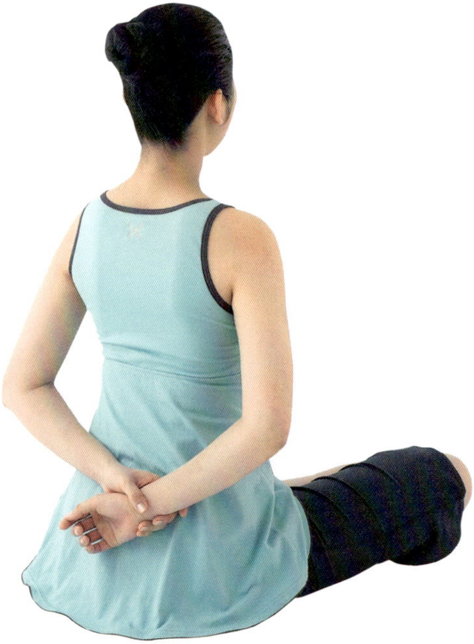

1 **ラクな姿勢で坐り、手首を軽く持つ**
後頭骨からお尻の仙骨部分にある
背骨を意識する。

Lesson Point

自分の体が一体感を持ってつながって動くと、本当に気持ちがよいものです。この極らくらく型は、ヨガの持つ「体がひとまとまりになって動く心地よさ」を味わえる決定版なので、ぜひ日常生活に取り入れてください。

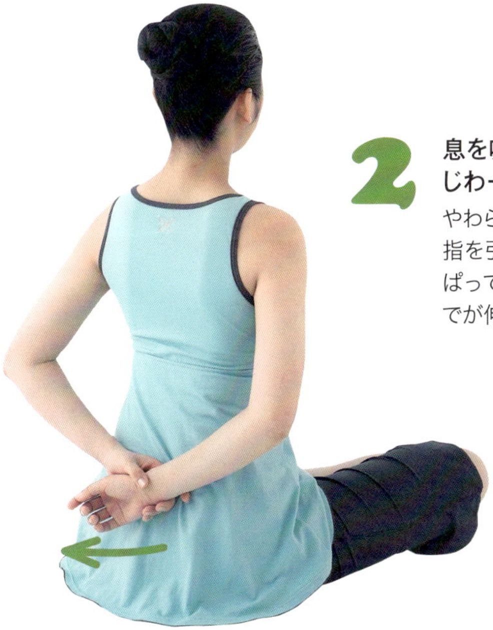

2 息を吸いながら、持った手首をじわーっと引っぱる

やわらかく、生まれたての赤ちゃんの指を引っぱるぐらいにとどめる。引っぱっている手首のつけねから肩先までが伸びていくのを感じて。

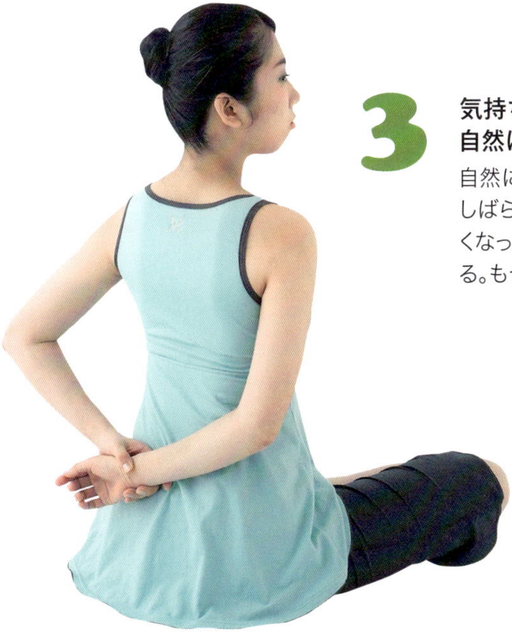

3 気持ちよく引っぱると自然に首がねじれる

自然に首がねじれていくことが大切。しばらく自然に呼吸をして気持ちがよくなったら、息を吐きながらゆっくり戻る。もう一方の腕も同様に。

「冷え」「むくみ」「だるさ」を改善

アルダァマッツェンドラ●ねじりのポーズ

理想型に挑戦してみましょう!

アルダァマッツェンドラを日本語に直訳すると、「半分のマッツェンドラ先生」となります。このアーサナは伝説のヨガの大先生であるマッツェンドラが考案したとされています。「冷え」「むくみ」「だるさ」などの症状が現れる、腎臓系の滞り解消に強力にアプローチできる頼りになるアーサナです。

今回はやさしいねじりを数回繰り返して準備し、最終で理想型に挑戦します。直接、理想型をつくりにいくと強烈なねじりに体がびっくりしますが、丹念に用意をしてとりかかると、自然と理想型ができあがります。

本書でご紹介しているアーサナは、極らくらく型をやっていると、らくらく型ができるようになり、気づくと理想型に手が届くようになるというものです。理想型が目標ではありませんが、かっこよくポージングができると達成感があって気分も盛りあがることでしょう。

おすすめ準備運動

●足指まわし(P13)●骨盤ねじり(P15)●股関節ねじりStep2(P16)
●喉のばし(P18)

もっともやさしいねじり　Step1

1

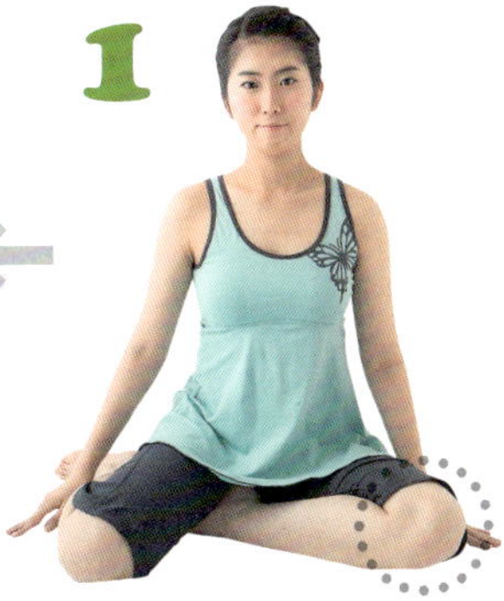

正坐をしてから左にずらして横坐りになりかまえる

自分と床との接着地点のお尻にある骨、坐骨を確認する。

2

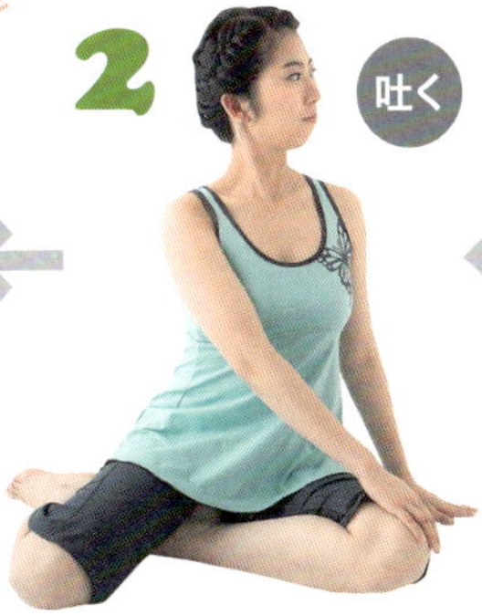

右手を膝にそえて、腰を軽くねじる

ねじるだけではなく、上半身が流れないようにしっかり左のお尻の坐骨を床に押す。

3

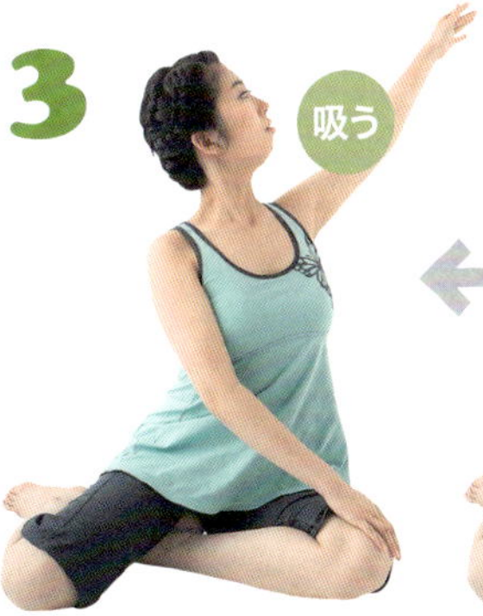

胸を開くように左腕を斜め後ろに上げる

腕の高さではなく、左の肩と胸が広がるようにする。

4

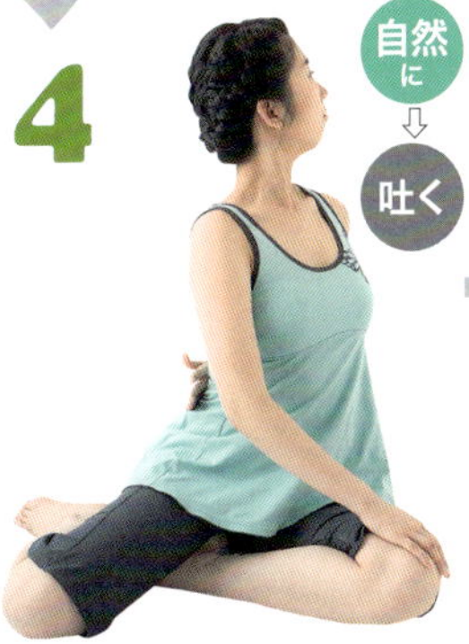

左腕を背中に巻きつける

腕を巻きつけながら左肩と胸をさらに伸ばして広げる。

5

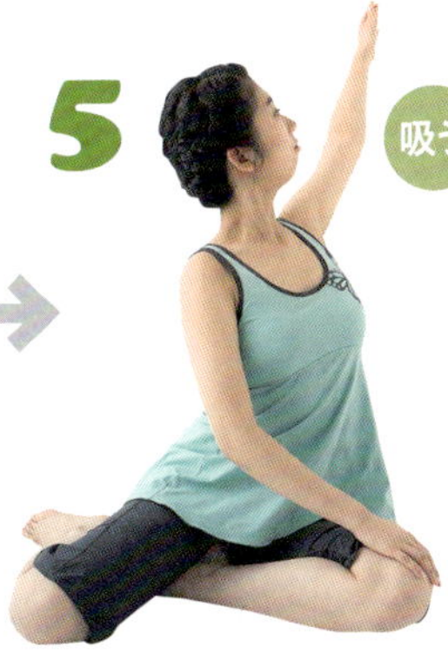

息を吸いながら再度左腕を斜め後ろに

3をここでも繰り返す。

6

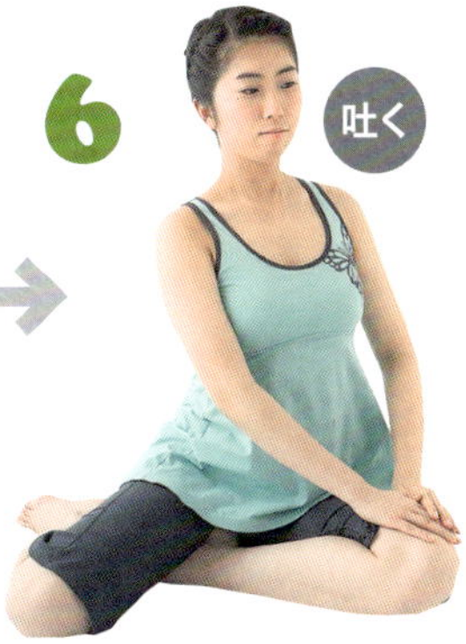

膝に両方の手を集める

気持ちよくできましたか？

Lesson Point

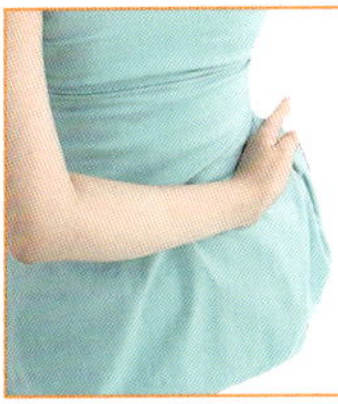

このポーズで大切なのは胸を広げることと軸を立てること。お尻の坐骨を床にしっかり固定します。その際、お尻をつけようとがんばるあまり、反り腰にならないように。気持ちよくねじって腎臓（背中の肋骨の下部）に刺激が入ればOK。

膝を抱えるねじり　Step2

1

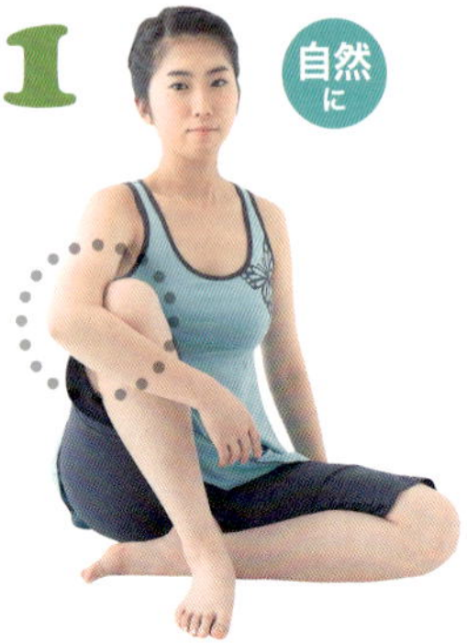

ちょっと偉そうにかまえる

右脚を立て女帝になったような気分で堂々とかまえる。腰が伸びて気持ちよかったらOK。

2

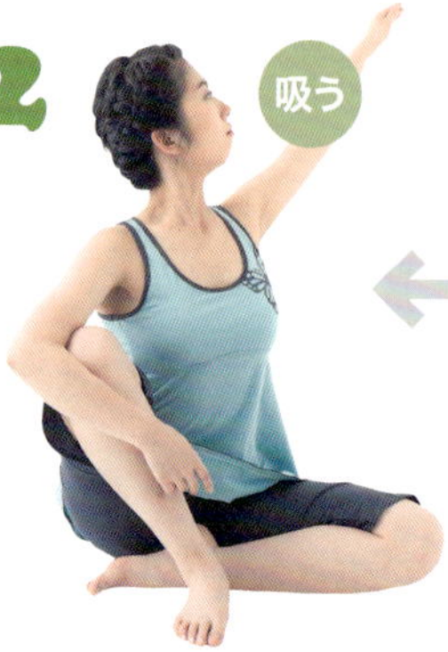

左腕を
後方に上げ胸を開く

この動きでは、腕を上げることよりも、あくまで胸を開くことを意識する。

3

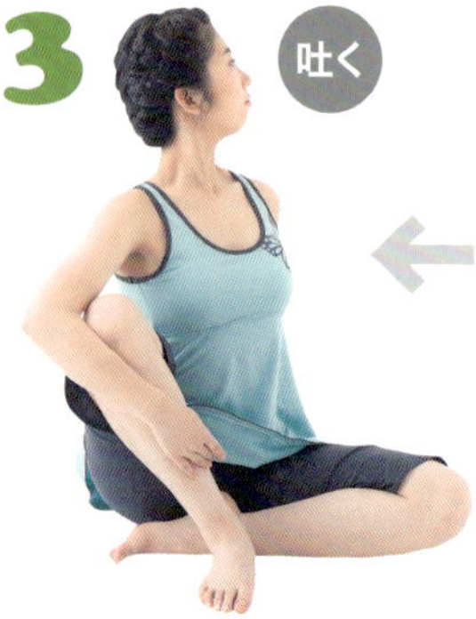

左腕を背中に巻きつける

左腕を胴体に巻きつける。Step1で体がやわらかくなっているので、ウエストまで深く巻きつけられるかも。

4

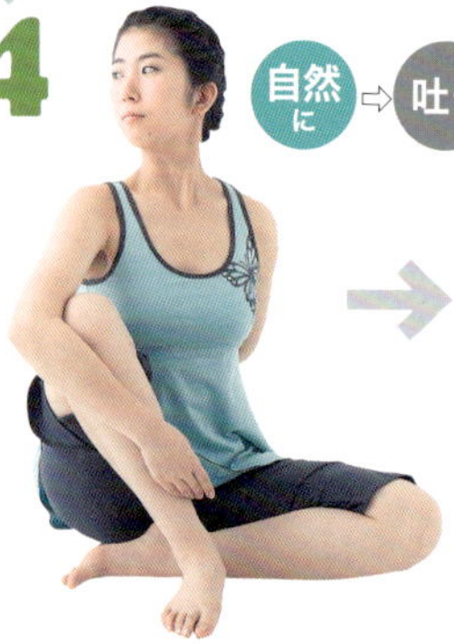

首を反対側にねじり呼気

ねじって痛いと感じたらやらないでよい。気持ちがよければ OK。

5

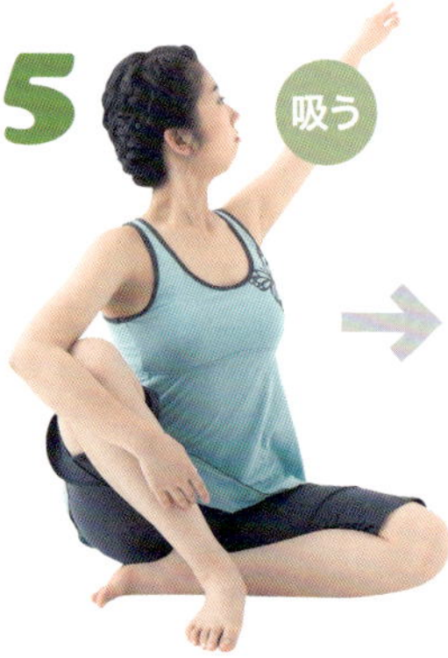

息を吸いながら
再度左腕を斜め後ろに

2 をここでも繰り返す。

6

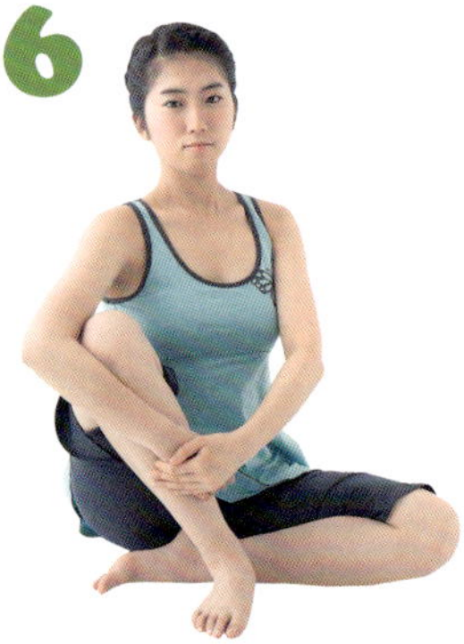

脛に両方の手を集める

気持ちよくできましたか? 苦しかったらやりすぎかも。気持ちよく、気持ちよく!

Lesson Point

この Step2 には首のひねりを入れています。首はとてもデリケートな部分。ねじるといっても、思いきりではなく、呼吸がさまたげられないところがベストポジションです。

内転型のねじり　Step3

1　自然に

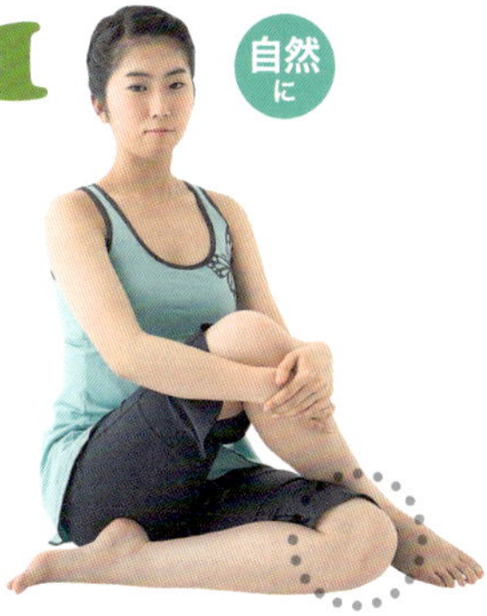

右脚と左脚をクロスする

右膝を右手で外側から内側に倒すようにして手で固定する。

2　吸う

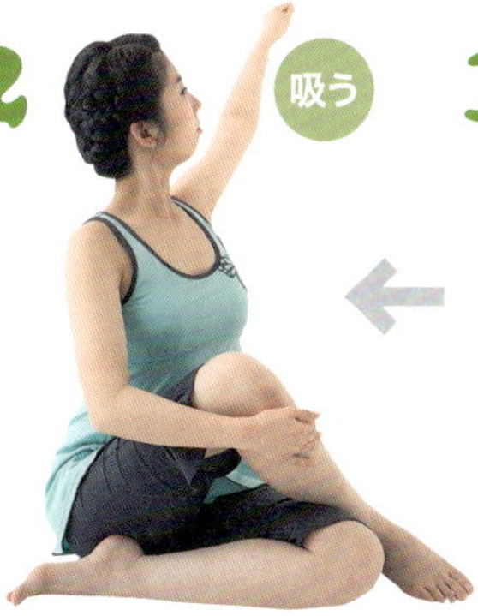

左腕を上げて胸を開く

Step3ともなると、かなり胸が開くようになったのでは?

3　吐く

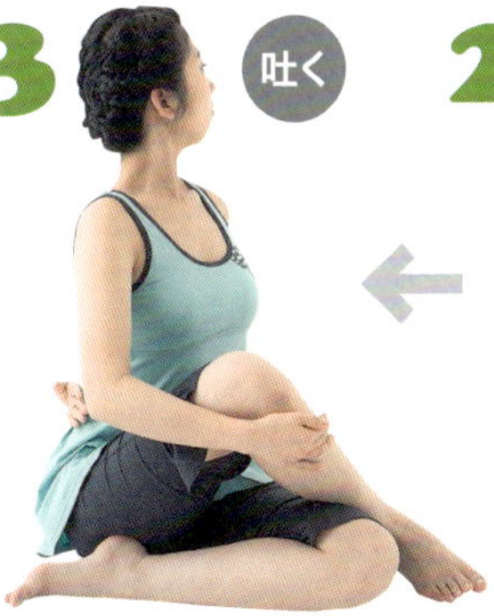

左腕を背中に巻きつける

右腕を背中に巻きつけるときに、がんばりすぎて体幹の軸が倒れないように。

4　吸う

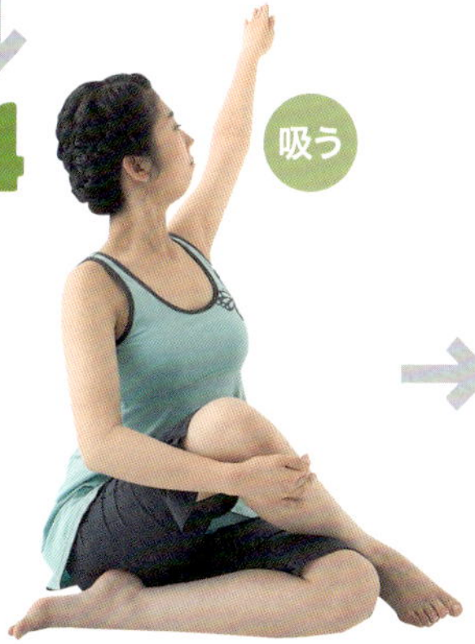

息を吸いながら
再度左腕を斜め後ろに

2をここでも繰り返す。

5　吐く

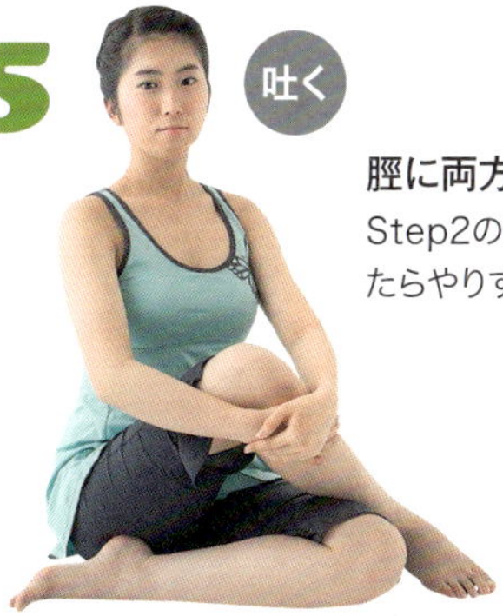

脛に両方の手を集める

Step2の6と同様に、苦しかったらやりすぎなので注意。

Lesson Point

2では腕を斜め後方に上げますが、肩や腕に負担がかからないところにしましょう。上げすぎると息が詰まり、腕に痛みを感じます。その場合は斜め下に腕をもっていくと肩も開き、肩甲骨の下が圧縮されて気持ちがよいでしょう。

理想型に挑戦

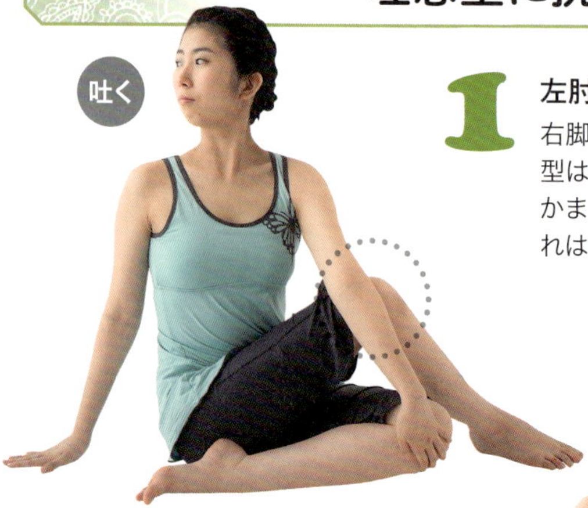

1 左肘で右膝を固定する

右脚の膝を立てたまま、左脚を越す。理想型はねじりがきつくなるので写真のようにかまえる。左手で右膝を持っているが、これはしなくてもよい。

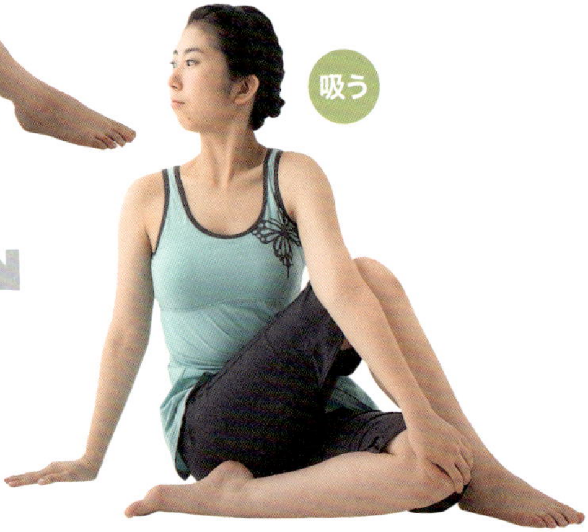

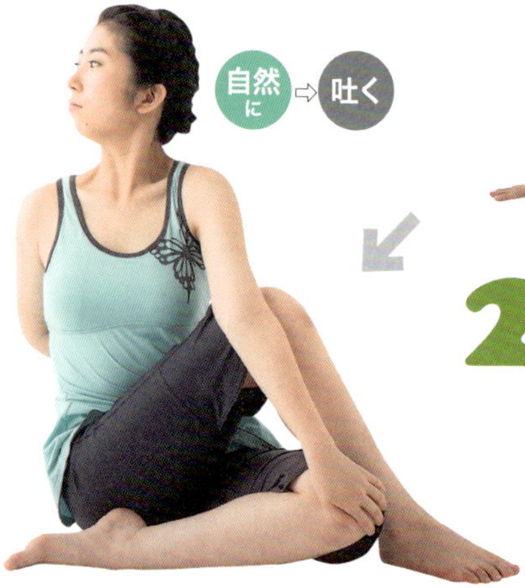

2 右腕を床に押して軸がぶれないようにする

理想型では背骨を床にしっかり立てることが必要。自然と伸びやかな呼吸で軸を立て、右胸をどんどん開いていく。

3 右腕を背中に巻きつける

腕を巻きつけてから最後に右の鎖骨と首を可能な範囲でねじる。呼吸は浅くなるので、自然な呼吸を心がけて。息をすべて吐ききってから、腰で戻るようにして1のかたちへ。Step1に戻って反対側も同様に行う。

Lesson Point

理想型へのチャレンジはいかがでしたか？　完成型とは、これを自然に、苦しさもなくいつまでもこのままでいたいと感じられるように行えることです。楽しめましたか？

何もしたくないときに……

心を静める、とっておきの呼吸とポーズ

心身ともに疲れきってしまったときのレスキューポーズを集めてみました。

〈屍のポーズ=シャヴァ・アーサナの簡単型〉

本来は両脚を伸ばしますが、腰の調子がよくない人は、膝を立てたほうがずっとラク。胸をラクにしたいので、脇の下を卵一個分、体から離しスペースをつくります。

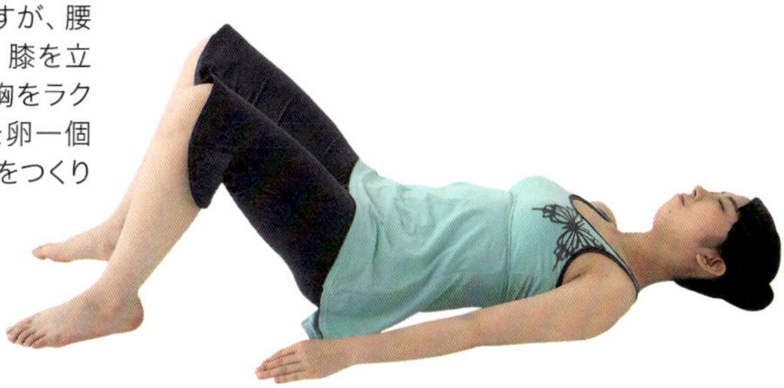

〈命を吹き返すねじりのポーズ〉

不思議なことに背骨をねじると力が湧いてきます。このねじりは胸にあるアナーハタチャクラ＝魂の座と、腹部のマニプーラチャクラ＝エネルギーの座の力を呼び覚まします。

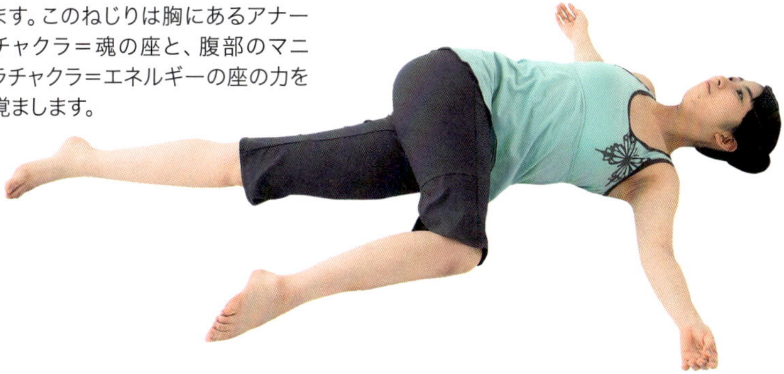

〈背骨を意識した呼吸法〉

このポーズは、頭痛対策の極らくらく型（P80-P81）でも使っています。鼻から吸った息を、イメージとして背骨を通して息を腰までおろします。

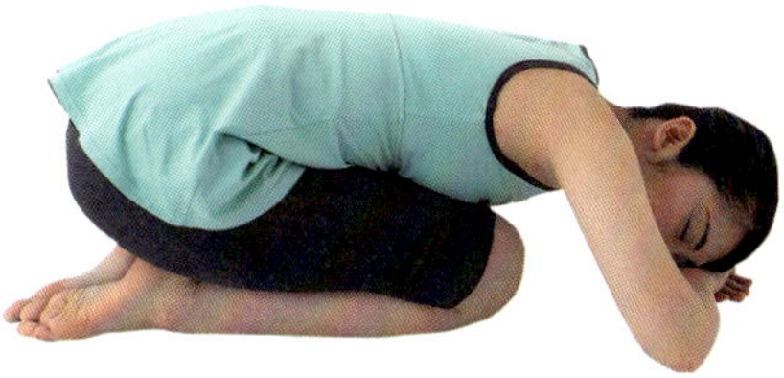

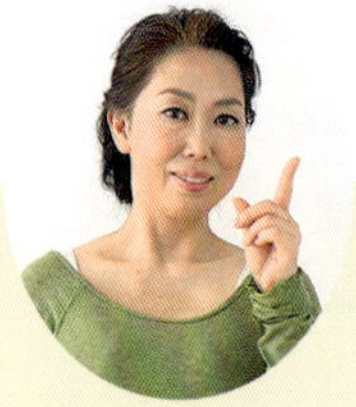

column

「瞑想」に かたちはありません

「瞑想」というと、坐法や呼吸法などマニュアル的に説明がされることがほとんどだと思います。

けれども、瞑想にはかたちも手順もないのです。いわゆる蓮華坐など伝統的な瞑想坐法は、エネルギーを保全するのに最適なためにあのようなかたちになっているだけで、体にエネルギーがなければ、ただ坐っているだけにすぎません。だから痛みを無理してまで坐る必要はないのです。

たとえば天気のいい日の早朝や夕方に近所をお散歩して、清々しい気分になったらそれが瞑想です。夕食の支度でキャベツを刻んでいて心が平安になったら、それも瞑想です。

常日頃「ああでもない、こうでもない」と、思考が行ったり来たりして頭の中がパンパンになっています。そんなときでも散歩をしながら、キレイなお花に見とれて幸せを感じれば、頭の中に隙間ができます。アーサナも同様で「気持ちがよい」と感じれば、これもまた瞑想です。

本書のアーサナによって気持ちがよいと感じるみなさんは、すでに瞑想ができているといえます。呼吸と心は同調するものなので、呼吸を深くゆったり行えば、気持ちもゆったりとしていくことを実感されたことでしょう。

私の究極の瞑想は、フラメンコを踊っているときに、体から自分が抜け出し天空にのぼってゆくことです。かたちは違いますが、静かに坐っている瞑想と、私の目指す究極の瞑想も内側の状態は同じなのです。

Lesson 5

鍛え系ヨガ

Power Yoga

「鍛える」というと通常、
筋力アップをイメージすることでしょう。
でも、ヨガの「鍛え」は呼吸の力にのって
タイミングで動けるようになる訓練なのです。
弾力のあるインナーマッスルが取り戻せ、
美容効果、健康効果にも優れているので、
年齢に負けない体づくりのためにおすすめです。

軸のある美しい姿勢に

ヴィリクシャ・アーサナ●木立のポーズ

背筋がスッと伸びている女性の後ろ姿は美しい。声をかけられたら……どうしましょう？

女性の若々しさをどこで感じますか？　肌のツヤツヤ感やシワのなさ、スッキリしたフェイスライン、ポッコリお腹とは無縁のスリムな体つき。これらすべてが憧れではありますが……。数ある中でも、やはり美しい姿勢は羨望の的の魅力でしょう。

私が姿勢がよい人として頭に浮かぶのが、天海祐希さんを筆頭とした宝塚出身の女優さんたちです。一〇代の頃から過酷なダンスレッスンや発声練習で徹底的に鍛えられた体には、中心軸ができているので、実際の身長よりも高く見え、地面から垂直に伸びた美しい木立を思わせます。キレイで、とにかくかっこいいです。

姿勢の美しさは、骨格構造のバランスのよさによるもので、骨の歪みがなければ日常生活での体調不良も少なく、将来的にも骨の損傷などのリスクを避けることができるでしょう。ヨガは、筋力、骨、呼吸、生命エネルギーの統合的開発を得意としているので、つらい鍛えなしに美しい姿勢になります。

おすすめ準備運動

●足指まわし（P13）●足裏踏み（P13）●足首まわし（P14）●喉のばし（P18）

理想型

人間は本来、植物が大好きです。
静かにただ立っている姿に、
悠久をイメージするからなのでしょう。
こうした樹木に対するリスペクトから
このポーズはできあがりました。
大地に力強く根を張り、
サヤサヤと木漏れ日を浴びて
揺れる梢を
イメージしましょう。

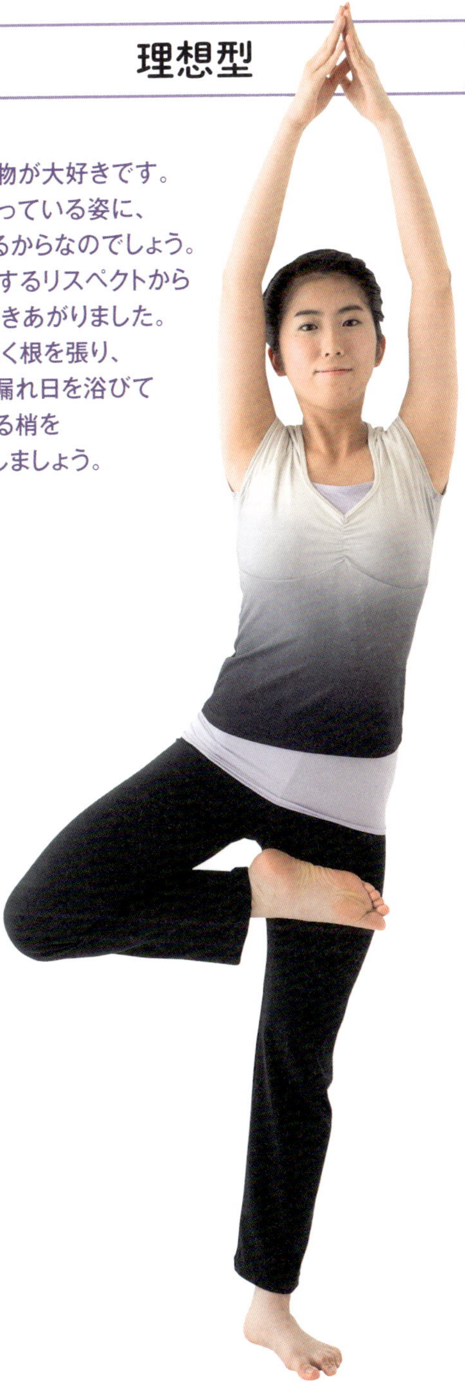

らくらく型

足の裏で床つかまえるように堂々と立つ。体が揺れてもかまいません。
足を上げられないようであれば、両脚で1本の木立となり、
床に根をはる意識を持ってください。

1

足裏で床をつかまえる意識で立つ

息を吐いて準備し、吸いながらもう一方の足を太ももにつける。

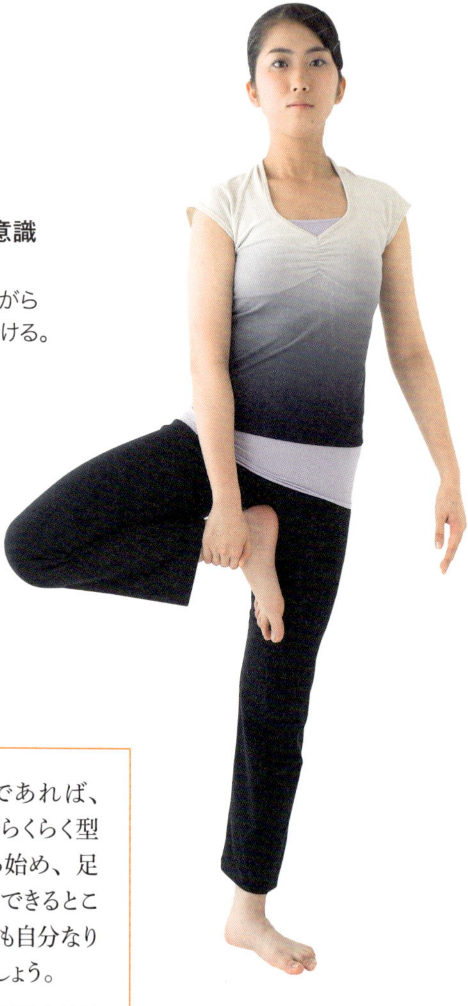

Lesson Point

あまりにグラグラするようであれば、もう一方の足は次ページの極らくらく型と同様に足指だけつくことから始め、足首、脛とソロソロと上げます。できるところで十分です。膝でも足首でも自分なりに立ちやすい場所を見つけましょう。

※へっぴり腰になったり、息が詰まるようであれば、もう一度極らくらく型からスタートしましょう。

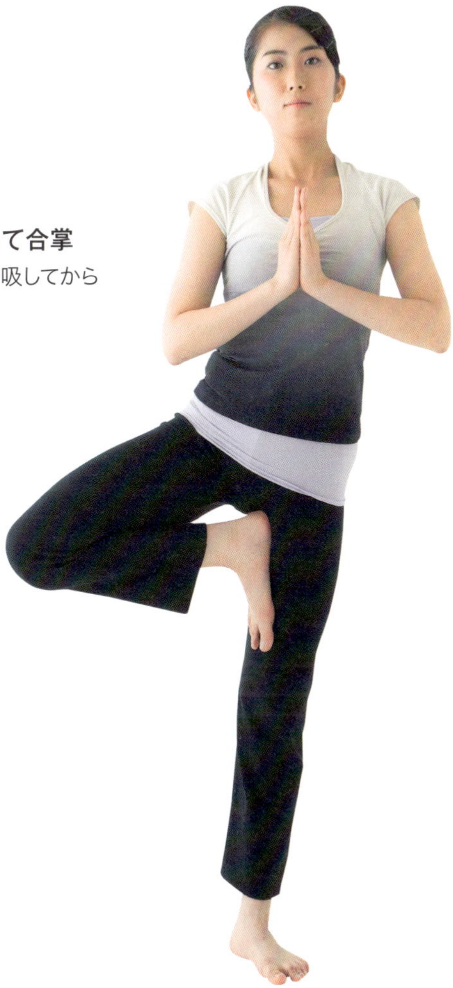

2

下半身の安定を確認して合掌

自然な息で15秒ぐらい呼吸してから
ソロソロと足を床に戻す。

極らくらく型

本書の中でも、とくにおすすめしたいポーズのひとつです。
片足は親指だけで、つま先立ちをしてみましょう。
立ち姿が変わりますよ。

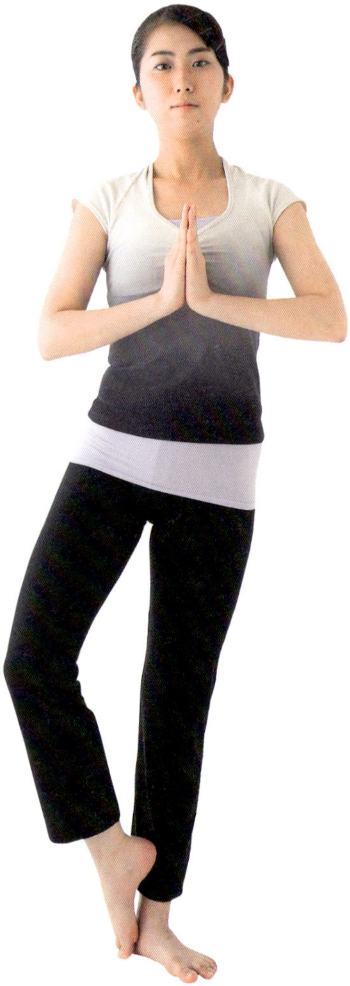

1

吸気とともにソロソロと片足を上げ、呼気をしてからスタート

20秒ぐらい穏やかな呼吸でこの状態をキープ。その後、床に戻して反対へ。

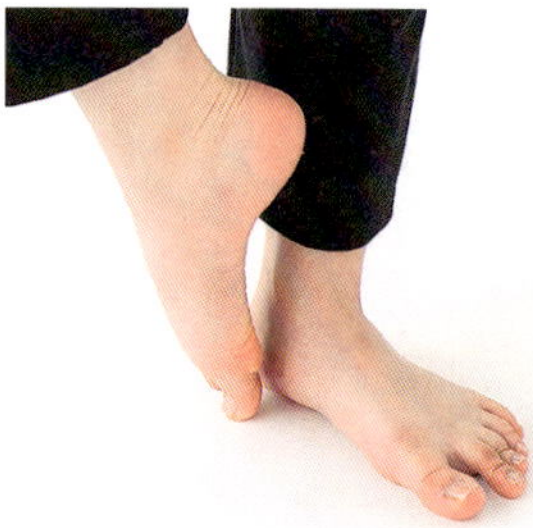

Lesson Point

たった親指一本でも、両足が床についているありがたさが実感できます。たまに親指を床から離してグラグラしながら「立つ感覚」を磨いてください。

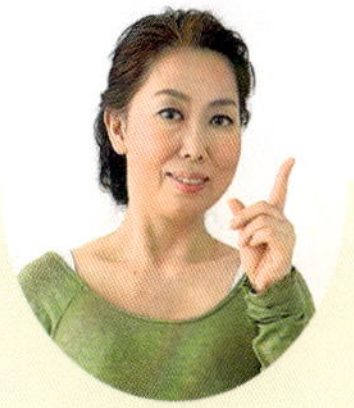

column

美しく優雅な
極らくらくポーズを

体を厳しく追いつめるのは苦手、という方も、やはり「いつかこのポーズができるようになりたい」と理想型に憧れるもの。普通の人ができない非日常的なポーズは、ある種の迫力とかっこよさがあります。

私も同じようにかつてはこれに憧れました。でも、見た目だけのかっこよさと、体の内側から響く美しさがまったく違うのだと気づいたのです。それは私自身が体にあちこち痛みを抱えたことと、同様に肉体的精神的痛みを抱える年代の生徒さんたちと多く出会ったことにあります。痛みや故障箇所を抱えながらも、キラキラしながらアーサナを完成させると、最後に必ず「満足した」という一言を伝えてくれます。

この言葉には気持ちよい、スッキリしたということに加え、喜びや嬉しさまでが含まれるように感じます。ヨガにおいて呼吸という目に見えないものに留意することで、自分の深いところからのホンモノのポーズができたと実感していただけたからでしょう。

この「満足した」という状態をさらに手が届きやすくしたのが「極らくらく型」のポーズです。「理想型」のエッセンスを失わずに大事なことだけを残しました。人目をひく派手さはありませんが、皆さんの内側から響く美しさと、体の詰まりを取り去る癒しの力を持っています。

かんたんなものを美しく優雅に表現できてこそ、ホンモノだと思います。

強くしなやかな足腰をつくる

ヴィラバード・アーサナ●英雄のポーズ

最高神シヴァ神の怒りのポーズを表現し、凛とした力を手に入れましょう

足腰を強くするために、筋肉をつけなければならないと考え、筋力トレーニングに励む方が多いと思います。

それもひとつの方法ですが、せっかく鍛えた筋肉を生活の中で活かせていない方が多いのではないでしょうか。「こんなに筋トレをがんばっているのに、腰痛になるし、膝も痛い」などということが起こったりします。これでは本末転倒ですね。

ヨガは、その語源がサンスクリット語で「つなぐ」という意味どおり、連結させてひとまとまりに体を動かすことが得意です。このアーサナでしなやかに軽やかに体が動くようになりましょう。理想は呼吸と動きが一体化できるようになることですが、すべてに神経を向けるのはなかなか難しいので、呼吸を優先してください。

これは破壊と再生の神、シヴァ神の憤怒のポーズです。足腰を鍛えるためにシヴァをまねして、強靭な精神的エネルギーも手に入れましょう。

おすすめ準備運動

●足指まわし（P13）●足裏踏み（P13）●脚まわし（P14）●骨盤ねじり（P15）
●喉のばし（P18）

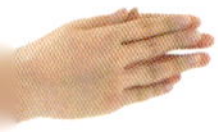

理想型

ヒンドゥーの神様の中で
最も複雑なキャラクターのシヴァは、ヨガの守護神です。
理想型を見ると、とても自分には無理と思われるでしょうが、
次ページのらくらく型にホッとされることでしょう。
このポーズもヴィリクシャ・アーサナ同様、
呼吸のタイミングがとても大切です。

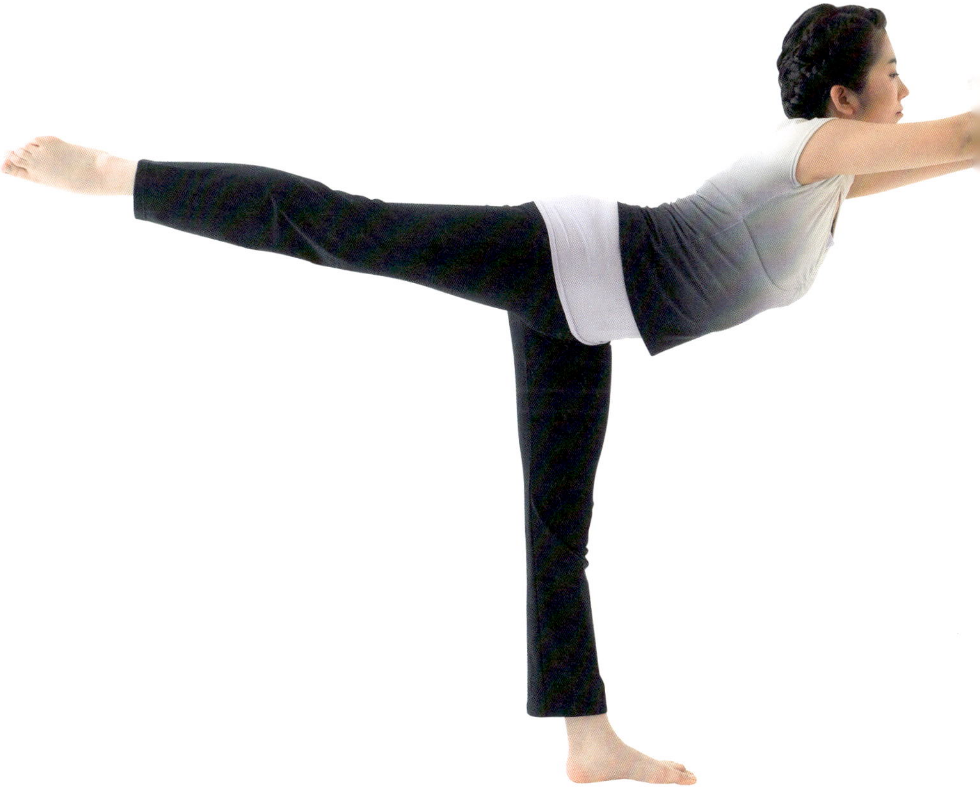

らくらく型

天空に向かってエネルギーを取りにいく
勇者の気持ちになって、地面を押して立つ感覚を得ましょう。

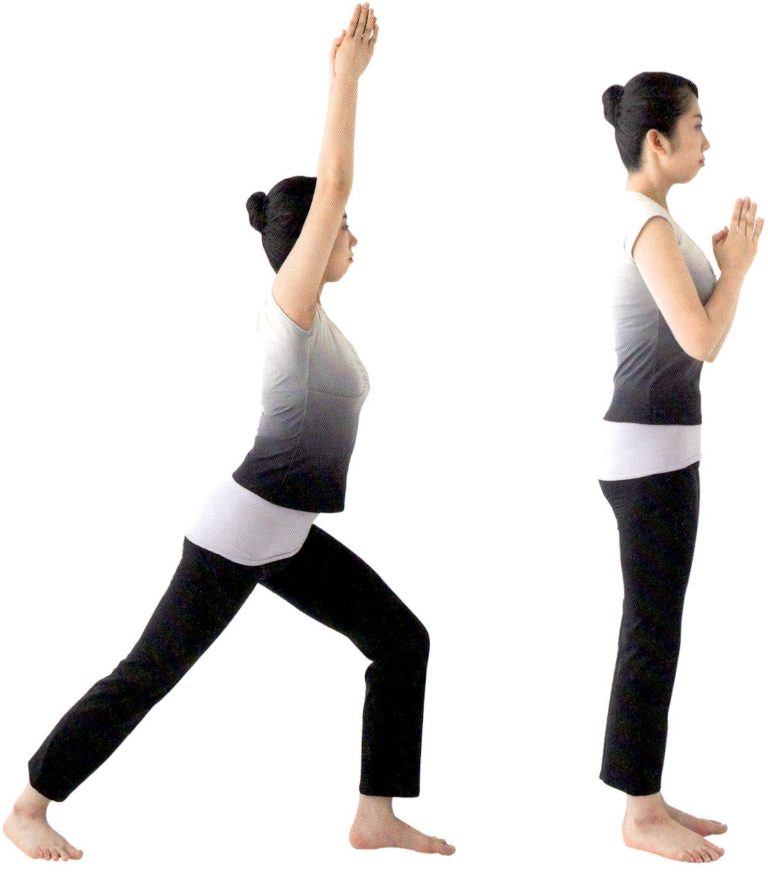

2 **息を吸いながら 脚を一歩前に出す**

合掌した腕を上げ、脚を一歩踏み出す。

1 **足裏と体軸を意識して合掌**

息を吐きながら、足裏と体軸（体の中心ライン）を意識する。

Check Point

一歩踏み出す直前に、合掌した腕をスッと上げると胸が開いて解放感が味わえます。単純な動作とはいえ奥が深い動きです。

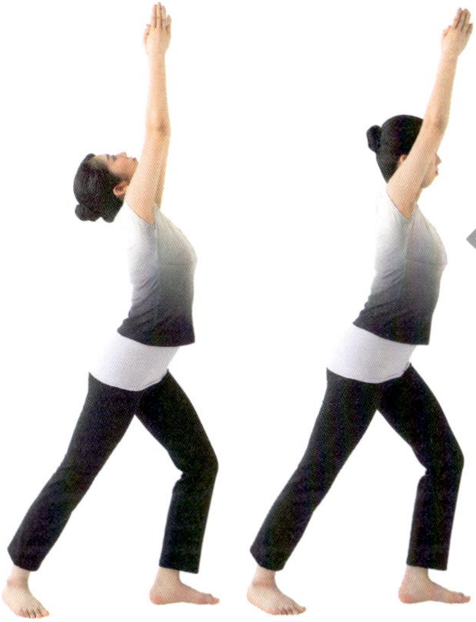

※最初は足幅を狭くしましょう。

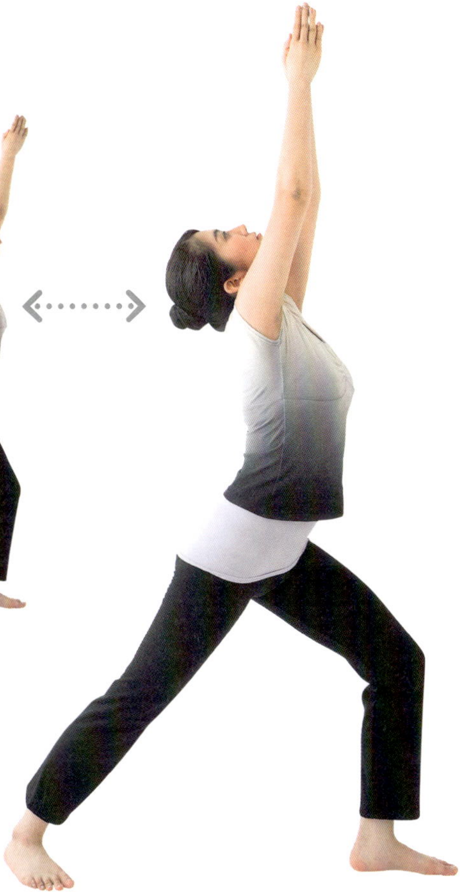

3 天空を睨みつけるように首を伸ばす

さらに息を吸いながら、首を伸ばして天空を睨み、自然な息で呼吸をする。息を吐ききってから、ゆっくりと1に戻る。

Lesson Point

英雄のポーズはP56のコブラのポーズなどど同様に集中力が必要なので、見かけより上級者向きです。踏み出す足幅をなるべく狭くして、腰に大きな負担がかからないように楽しみましょう。P82のネコのポーズを練習してからやると解放感が味わえます。

極らくらく型

らくらく型のように、脚を踏み出す動作をしないので、穏やかです。
お腹をスッと伸ばして体の両サイドを上げましょう。

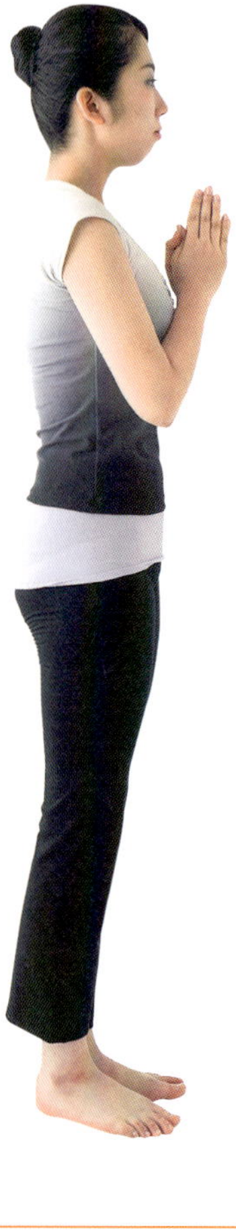

1

準備の息を吐きながら、足裏と軸を感じて合掌

両足裏でしっかり床を押して立ち、合掌する。

Lesson Point

見た目にはただ立って腕を上げているだけですが、体の中はたえず動いています。お腹がスッと上がらないと腰も伸びず、脇も上がらないので、首も痛くなります。すべて気持ちよくできてはじめてヨガになります。痛みを我慢してかたちをつくるとヨガではなくなってしまいます。

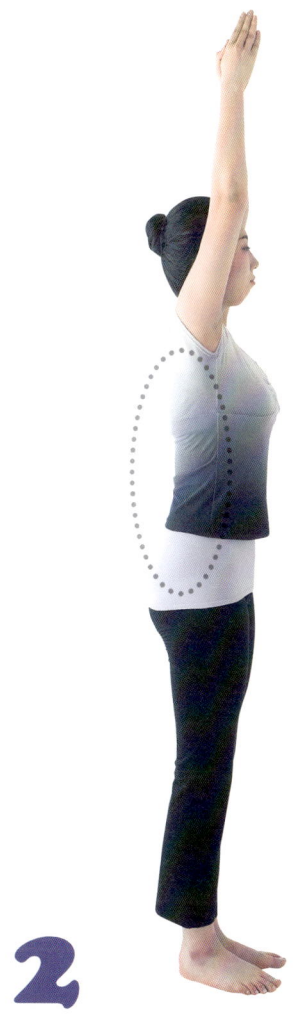

2

息を吸いながら、合掌したまま両サイドを上げていく

合掌を上げるとき、肩が上がらないように注意する。

Check Point

2のポーズは「尖った塔」というポーズの完成型です。3に進み腰に負担を感じるようであれば、ここでストップしても十分効果があります。

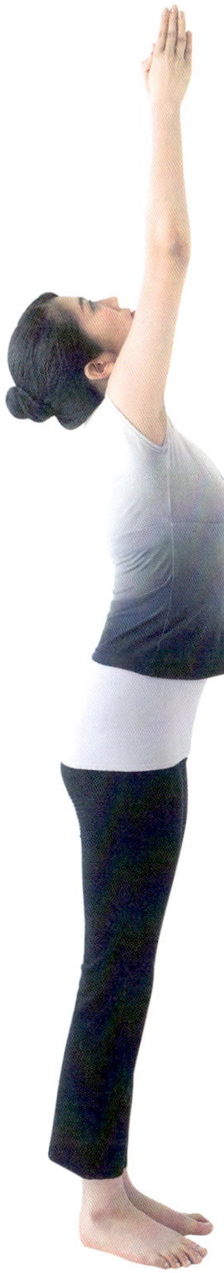

3

首を長くして天空を睨む

10秒ほど自然な呼吸をして満足感を得たら、首を戻し合掌を胸の前で組み1に戻る。

Check Point

首が後ろに反りすぎると腰に負担がかかるので注意。体の両サイドを気持ちよく伸ばしましょう。

ぽっこりお腹を撃退

パスチモッターナ・アーサナ●前屈のポーズ

もっとも伝統ある古いアーサナ。そこには泉のごとく溢れ出る「恵み」があります

パスチモッターナ・アーサナはもっとも古いヨガのポーズと言われています。けれどこのアーサナはなぜだか人気がありません。その理由は、レッスンを受ける生徒さんのみならず、体に柔軟性があるインストラクターすらも、脚裏を伸ばすポーズには痛みを伴うからです。しかも〝イタ気持ちよい〟とは別モノの、ピキピキとつるような痛み。このツマリ感は、腹部や腰部などの緊張や疲労を反映しているものです。

ここへの準備のアプローチはいくつかあります。非常にダイナミックだとは思いましたが極らくらく型で紹介した、呼吸でお腹をゆるめながら脚裏をゆるめ、うまくいくと一気に理想型にいきついてしまうものを紹介しています。

らくらく型はスカーフ（タオルでもOK）を使うことで、脚裏にかかる刺激を軽くしてあります。どちらもおすすめですが、まずは極らくらく型での呼吸によるお腹マッサージを体験してみてくださいね。

おすすめ準備運動

●足指まわし（P13）●股関節ねじりStep 3（P17）●喉のばし（P18）

理想型

背骨の底には小指大の骨、尾骨があります。
ぽっこりお腹の原因がここにあると言われても、
ピンときませんよね。
けれど便秘もしていないのに「ぽっこり」という日がありませんか。
これは骨盤の角度を操る尾骨の調子に関係しています。
小さく地味な尾骨は、
ヨガでは「大きなエネルギー」が眠る大切な場所です。
ここを整えて、ぽっこりお腹を撃退しましょう。

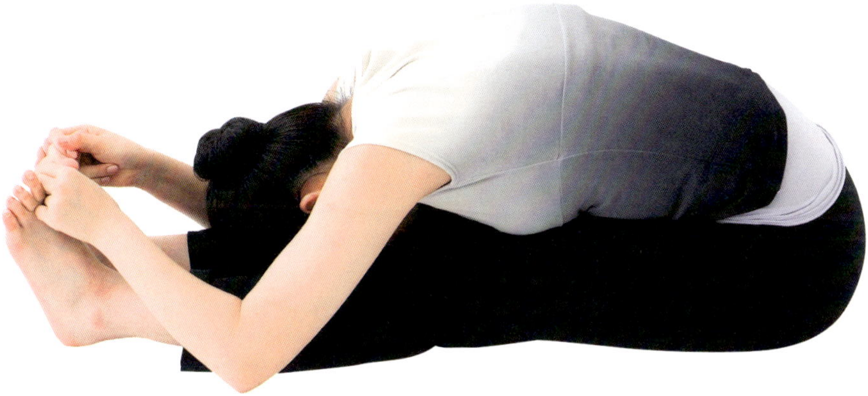

らくらく型

このらくらく型は、極らくらく型を先に試して、
下腹部の呼吸や動かし方をマスターしたあとにやると、
とても効果が上がります。

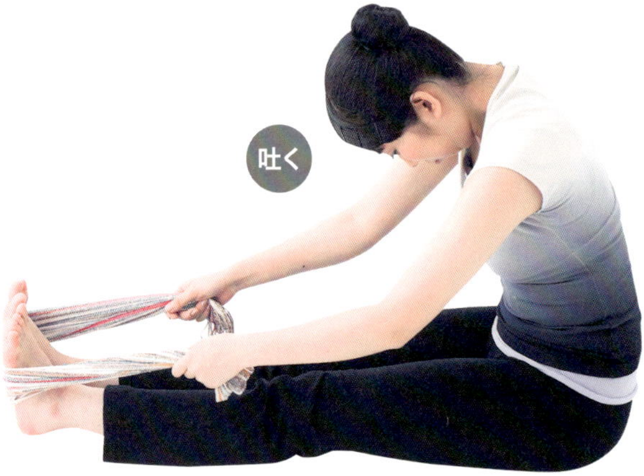

1 **スカーフを足裏にセット**

スカーフを足裏にかけ、息を吐いてお腹をしっかりへこませて準備する。

Lesson Point

古典的なポーズは厳しいものがあるため、追いつめないところでストップし、心地よさを味わってください。深く曲げることや、痛みを我慢するより、息の通りのよさで自分の限度を見極めてください。

2 いったん息を吸って背骨をまっすぐに伸ばす

1 で息を吐いたときに、骨盤の中に落ちてしまっている内臓が引き上がる。これを落とさないようにする。

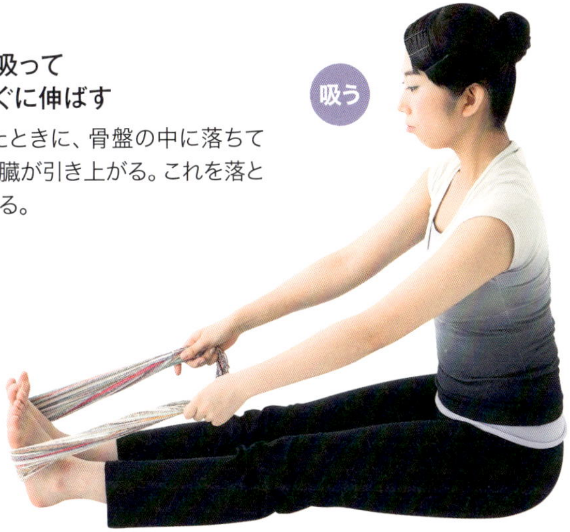

Check Point

この段階で太ももの裏が痛い人は、足にかけたスカーフを長くして少し背中を後ろに倒すとラクになる。これでも十分お腹の緊張がゆるむ。ここでストップしても効果があります。

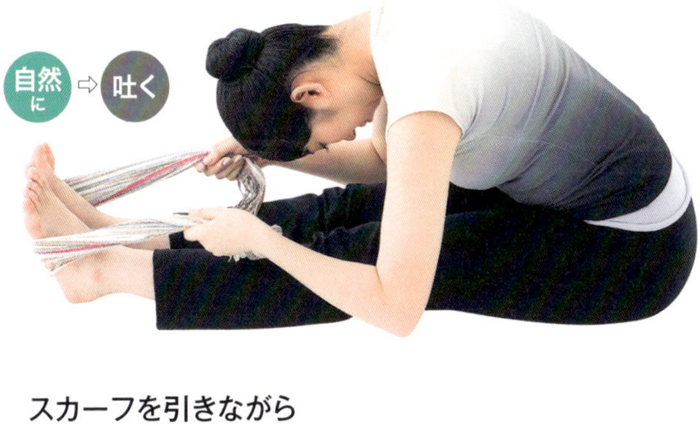

3 スカーフを引きながら下腹部をつぶしてゆく

下腹部の内臓を上に引き上げ、できる範囲内で内臓を圧縮してつぶしていくように。しばらく自然に呼吸をしたあとに息を吐ききってから 1 に戻る。

極らくらく型

ぽっこりお腹の原因のひとつに、筋力不足による内臓下垂が上げられます。
臓器を支える筋力をつけましょう。

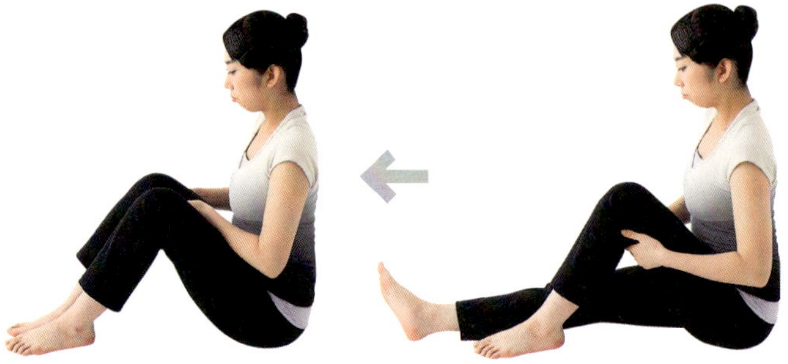

準備

長坐で坐って手で膝を立てる

脚に余計な力を入れずに、お腹を使うための準備をする。

1

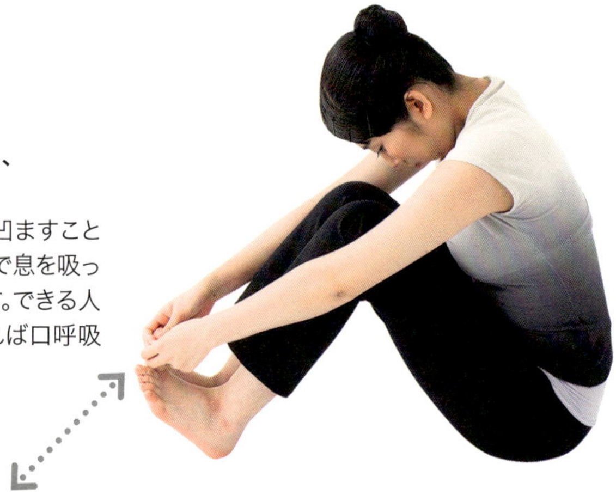

小さくなって膝を抱え、足指を持つ

下腹を膨らませてから凹ますことを意識しながら、下腹部で息を吸って吐く、を数回繰り返す。できる人は鼻呼吸で、無理であれば口呼吸でもOK。

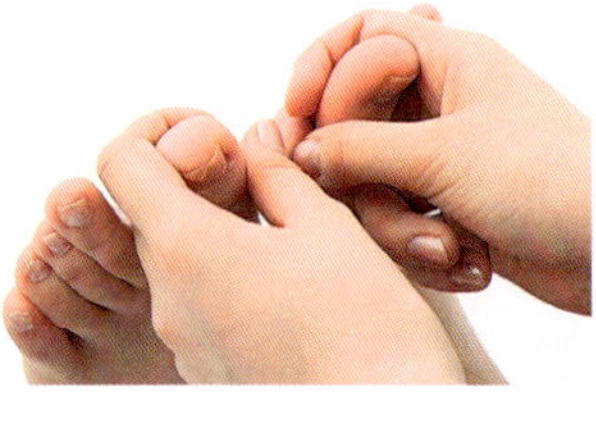

Check Point

人差し指と中指と親指で、足の親指をつかみます。できる人は手の親指で足の親指を押します。

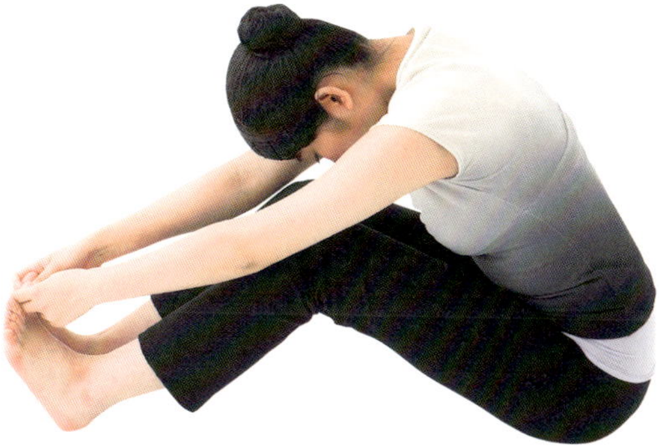

2

ゆっくりと
呼吸をしながら、脚を伸ばす

吸って吐く状態を、段々ゆっくりにする。吐くときに少しずつ脚を前に伸ばしていく。

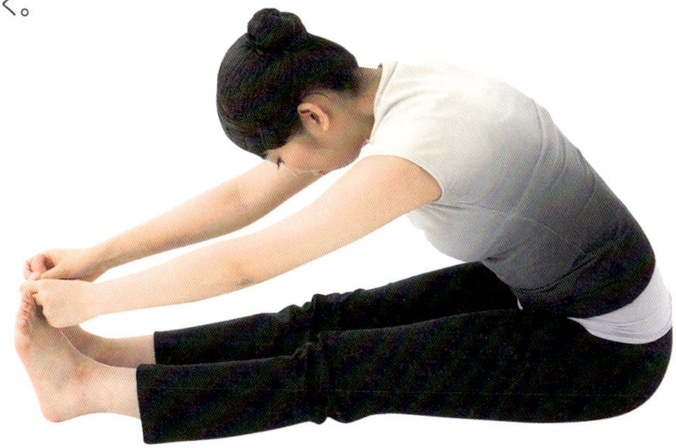

3

膝上の裏側が
痛くないところでストップ

理想は膝がぴったりと床についた状態。でも決して無理をしない。自然な呼吸をキープし、満足したところで息を吐ききって1に戻る。

Check Point

このとき脚を前に伸ばすことよりも、呼吸に意識を向けると、“自然に足が前にいってしまった！”という状態になります。

Lesson Point

膝上の裏側がピキピキと痛まなければ、脚の裏側すべてを伸ばします。このとき意識は尾骨に集中させます。尾骨を床に沿わせて、あるいは床に差し込むぐらいの意識を持って長く伸ばします。すると膝裏が痛まずに脚が伸ばせ、下腹部の内臓が引き上がります。

脳がラクになる呼吸法

天地の呼吸法

ヨガの極意、プラナヤーマ。全身の体液循環がよくなり、第六感がさえわたる呼吸法

Ｌｅｓｓｏｎ２でムーラ・バンダができるようになった方や、Ｌｅｓｓｏｎ５で尾骨の感覚がわかるようになると、やりやすい呼吸法です。

ムーラ・バンダよりさらに感覚的な呼吸法ですが、「なりきって」しまえれば、心身が意外なほどスッキリすることに驚かれることでしょう。

この呼吸法によって、まず体のだるさが取れます。尾骨という小さな骨に意識がいくと、背骨が温かくなり、体全体の血流やリンパの滞りがスムーズになるからです。すると、首のこわばりが取れラクになり、頭の緊張感もなくなります。

さらなる効能として、未来に対する見通しのカンがさえると言われているので、行動が軽やかになって自信がつきますよ。

おすすめ準備運動

●骨盤ねじりＳｔｅｐ２（Ｐ15）●喉のばし（Ｐ18）

1 体育坐りをして尾骨を意識する
こうすると床に尾骨があたるので、意識がしやすい。

2 鼻から息を吸って背骨の中を通す
イメージでよいので背骨に呼吸を通し、腰に息をおろしていく。

3 尾骨に息が通る
尾骨がどこまでも伸びて地面の中に入り、地球の中心までおりていく気持ちで。ここで息を吐ききる。

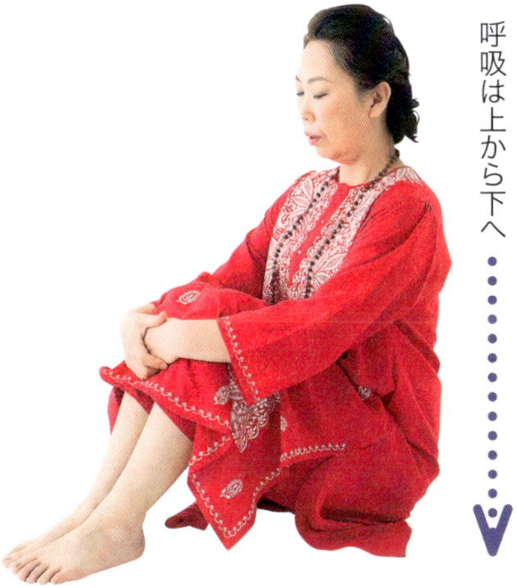

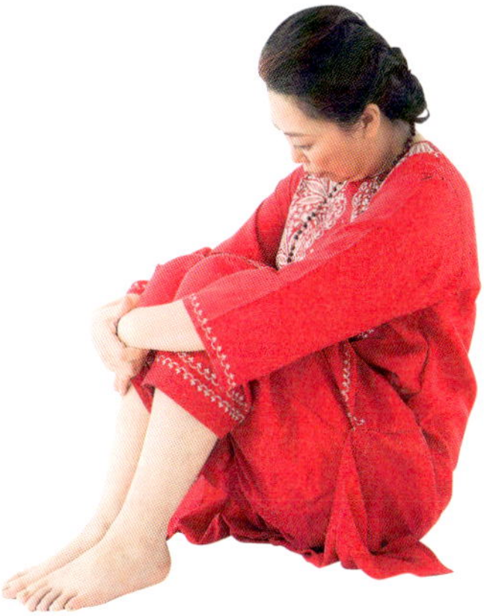

4 地球の中心で息を吸う
息が尾骨と背骨を通って後頭骨を通り、頭頂から息が抜けていくイメージで。

5 頭頂から息を吸う
息を背骨を通し尾骨、地軸へおろす。これを 10回ほど繰り返す。

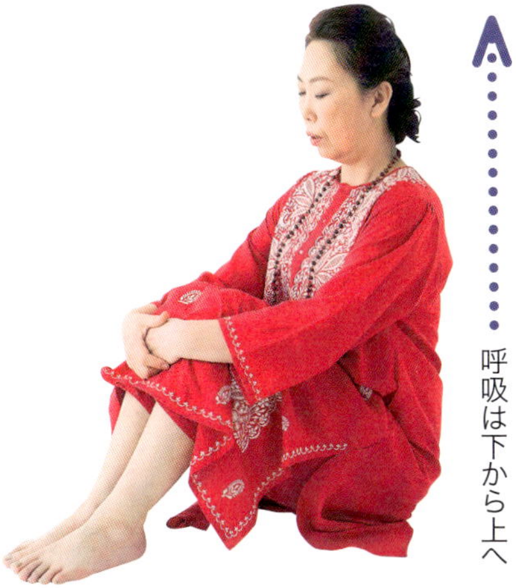

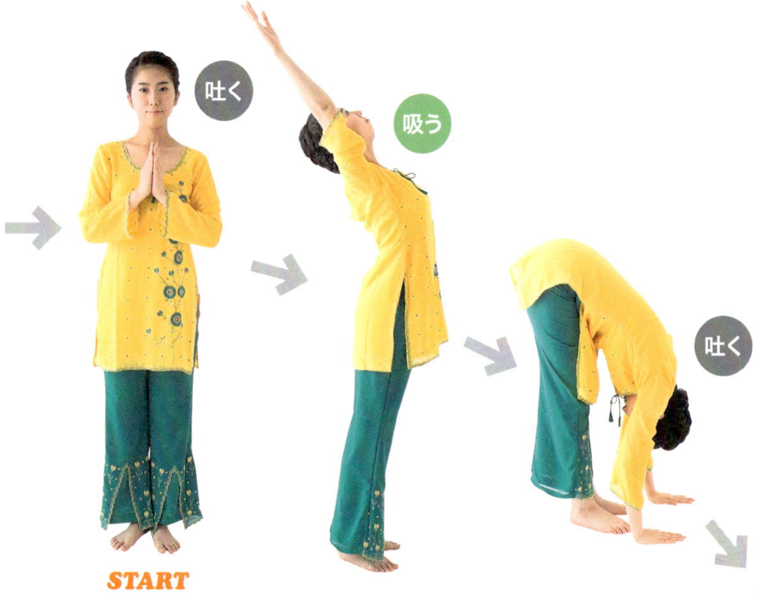

Let's try!

太陽礼拝

スーリヤ・ナマスカール

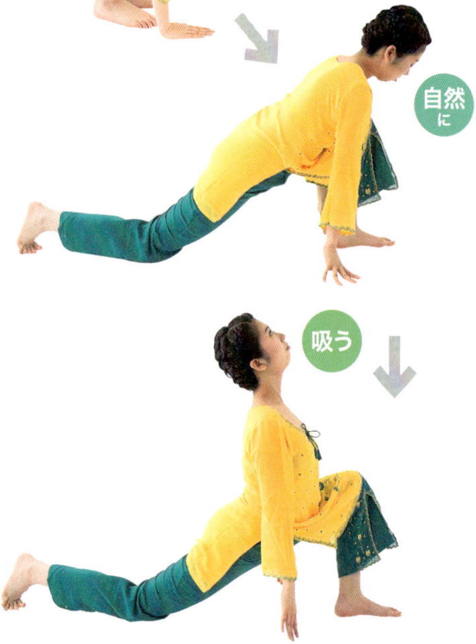

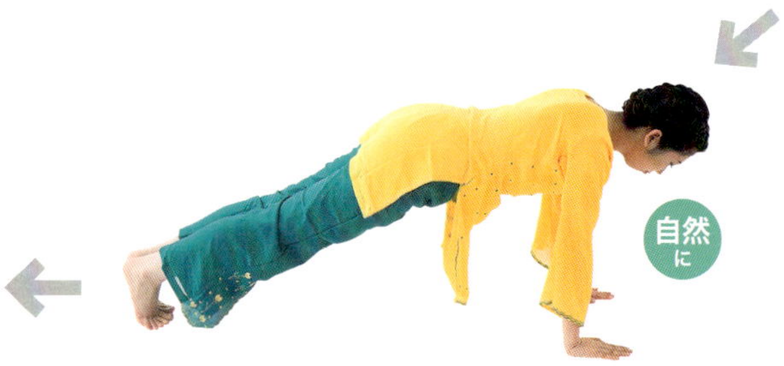

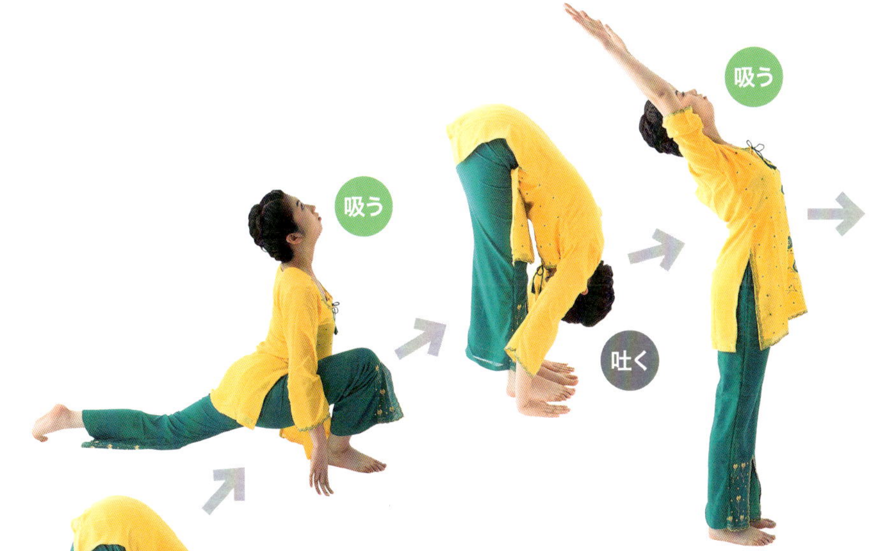

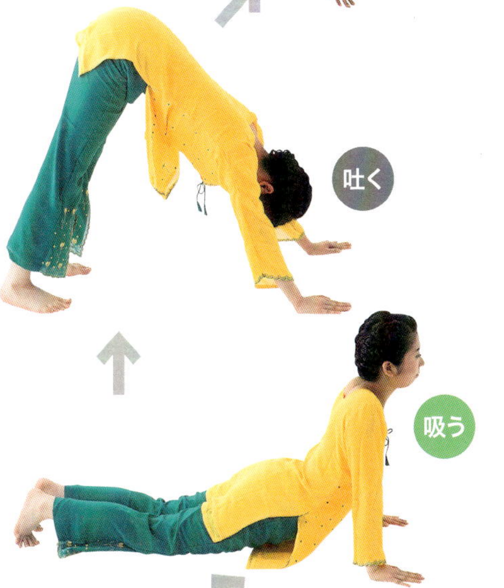

　インドのヨガ道場ではこの太陽礼拝ができないと次を教えてもらえないという、基本中の基本の連続アーサナです。さまざまな流派があり、さまざまなバリエーションがあります。古代人の暦である太陽の動きの軌道を表しており、アーサナとしてはもっともよくまとまっていて、呼吸体操としてもとてもすぐれています。

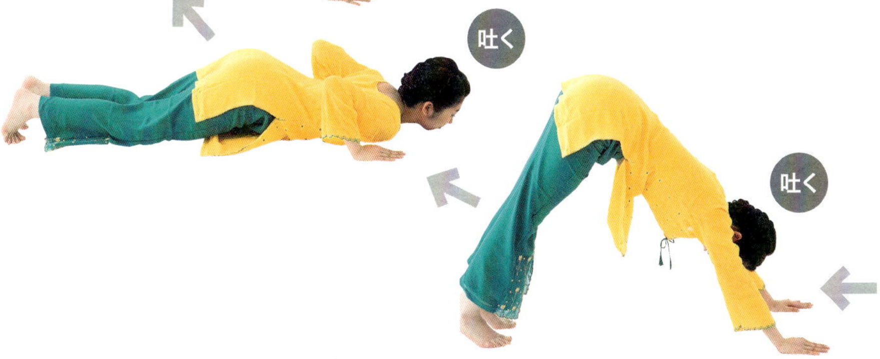

Let's try!

月礼拝

チャンドラ・ナマスカール

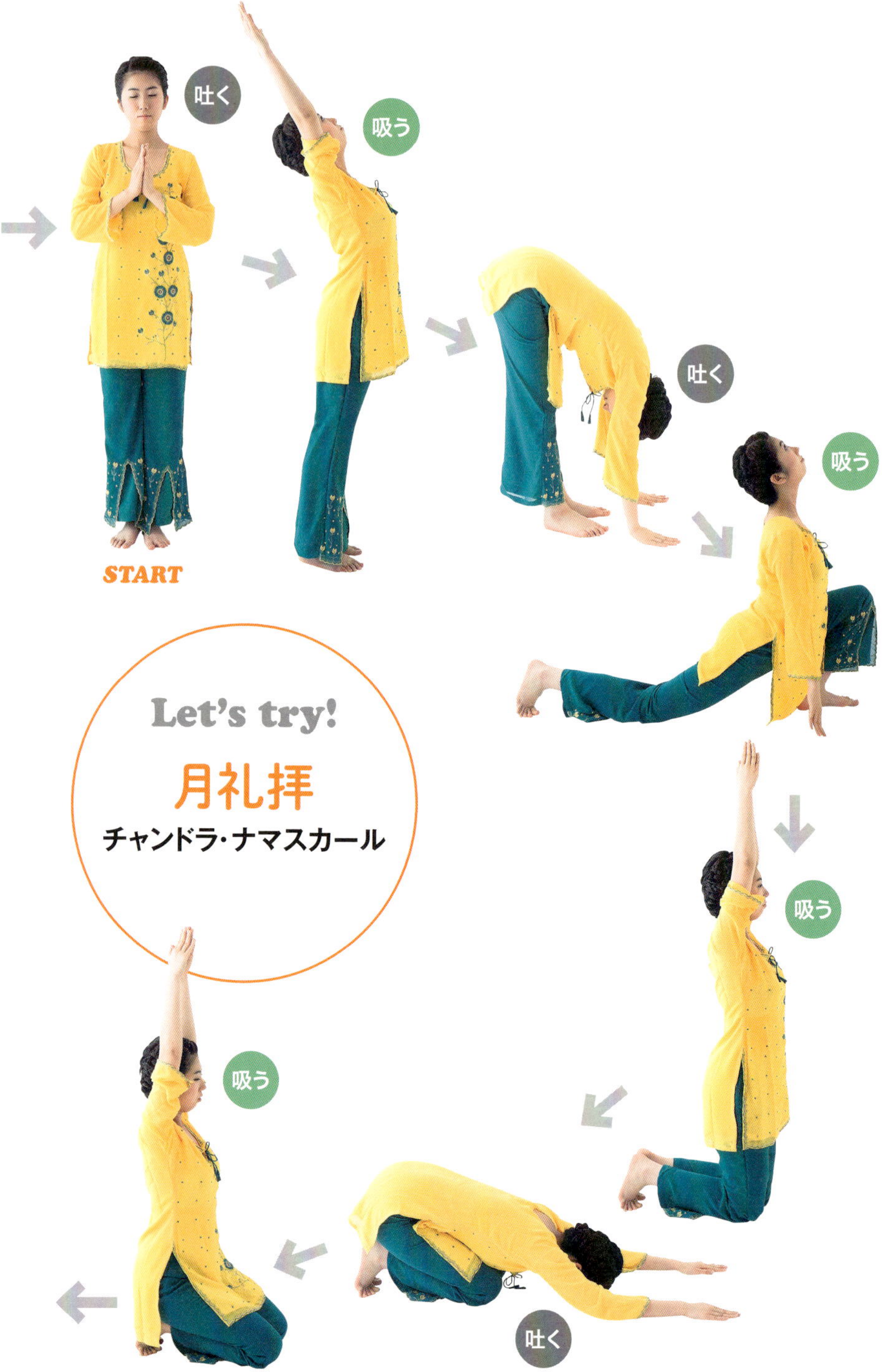

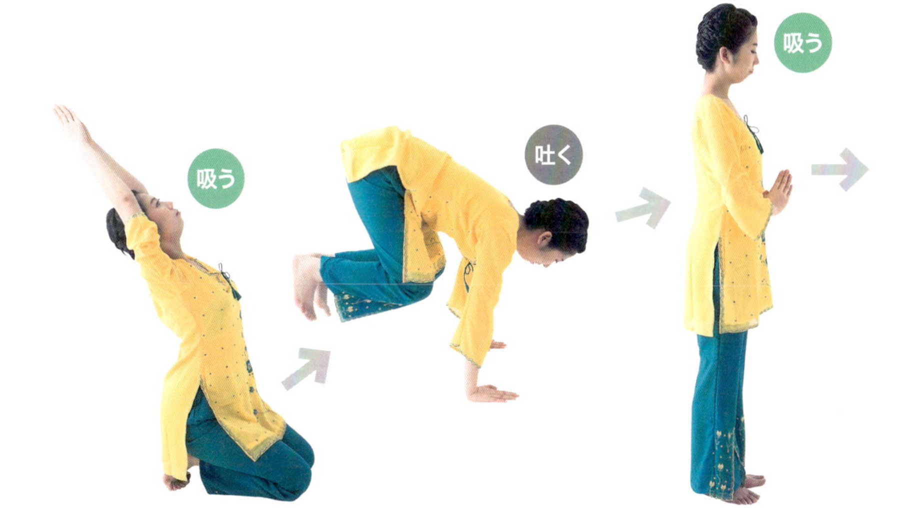

月礼拝は今流行のアメリカ経由のヨガではほとんど紹介されない珍しいもの。太陽だけでなく、月も大切にするインド独特のものです。太陽礼拝に対応し、後世につくられたもので、動きがかなり難しくなっていますが、月のエネルギーがもらえるといわれているので女性向きといえます。

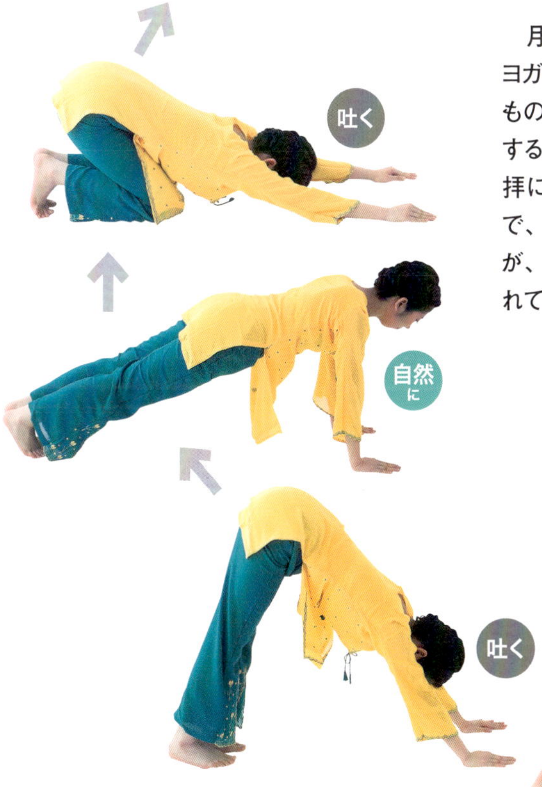

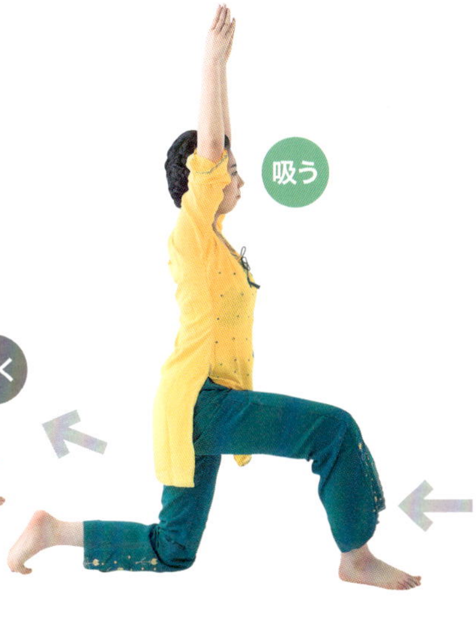

Epilogue

「私は体がかたいからヨガは向かない」「坐法ができないからムリ」。そうしたことを理由にヨガに関われなかった方に、「そんなことは全然ないんだよ！」と伝えたかったのがこの本です。

「楽しかった！」「気持ちよかった！」「私にもできそう！」――そう言っていただくことが、私にとって最高の褒め言葉です。

ヨガは何千年という歴史とそれに関わったたくさんの修行者たちの英知が集まったシステムで、その体系は広大無辺。たいへん厳しい古来の修行者的なものもあれば、今日本で人気の痩せる、元気になるなどの効用を謳い、さまざまな道具で気分をあげるアメリカ経由のものなど、その裾野はとても広くなりました。そんな中で、本書はアメリカ的に効用もお伝えしていますが、源流は古典インドヨガそのもの。私も通常はヨーガと呼び、ポーズという言葉も使いません。

ではインド古典ヨーガがそんなに気難しいものかと言えばさにあらず。大切なことは、楽しかった、気持ちよかったと感じられることだと私は思っています。

ただしインド古典ヨガを簡単にするためには、私の二〇数年のヨガ経歴では歯が立たず、二人のお師匠に大きな力を借りました。アーディヨガの塩澤賢一先生とたんぽぽヨーガの鈴木洋子先生、このお二人は私にとってのヨガの両親のような存在です。

そしてヨガの空気感を写真に落とし込んでくれたカメラマンの中川真理子さん、編集の松原淑子さんと多くの方々が一緒に紡いでくださったことに、心から感謝を申し上げます。

神野百合子

二〇一五年八月

神野百合子（じんの・ゆりこ）
東京都生まれ。ヨガ教室「ジーン ジョーティーヨーガ」を主宰。本格的にダンスに取り組む中で20年ほど前にインドのハタヨーガに出合い、塩澤賢一氏に師事。2007、2009年にインドへ渡り、教授活動を開始。更年期をきっかけに鈴木洋子氏に師事し、野口整体の視点を取り入れ、無理をかけない現在のスタイルにシフト。自身もヨーガによっていまだに下降線を辿ることなく舞踊の技術的向上と体力の安定を実感している。
オフィシャルサイトは
http://kir014539.kir.jp/yuriana/
＊レッスンをご希望の方や、レッスン内容についてはホームページをご覧ください。

モデル＝神野綺羅
ブックデザイン＝深山典子
撮影＝中川真理子
ヘアメイク＝後田睦子
編集協力＝「アーディヨガ」塩澤賢一
「たんぽぽヨーガ」鈴木洋子
パンジャビー・スーツ提供＝アーナンダヨーガ
衣装協力＝チャコット
〒150-0041 東京都渋谷区神南1-20-8
お問い合わせ　0120-919-031
http://www.chacott-jp.com

体の痛みが消える！　不調が消える!!
がんばらない　らくらくヨガ

2015年9月22日［初版第1刷発行］

著者　神野百合子

発行者　藤木健太郎

発行所　清流出版株式会社
東京都千代田区神田神保町3-7-1
〒101-0051
電話　03-3288-5405
〈編集担当〉松原淑子
http://www.seiryupub.co.jp/

印刷・製本　大日本印刷株式会社

乱丁・落丁本はお取り替えいたします。
ISBN978-4-86029-436-6